医改督导理论与实践研究

许树强　金成波◎主　编

薛海宁　陈世香◎副主编

中央党校出版集团

国家行政学院出版社

图书在版编目（CIP）数据

医改督导理论与实践研究／许树强，金成波主编
. 一北京：国家行政学院出版社，2023. 9
　ISBN 978-7-5150-2792-0

　Ⅰ. ①医… Ⅱ. ①许… ②金… Ⅲ. ①医疗保健制度
一体制改革—研究—中国　Ⅳ. ①R199. 2

　中国国家版本馆 CIP 数据核字（2023）第 075433 号

书　　名	医改督导理论与实践研究
	YIGAI DUDAO LILUN YU SHIJIAN YANJIU
作　　者	许树强　金成波　主编
责任编辑	王　莹　孔令慧
出版发行	国家行政学院出版社
	（北京市海淀区长春桥路 6 号　100089）
综 合 办	（010）68928887
发 行 部	（010）68928866
经　　销	新华书店
印　　刷	北京盛通印刷股份有限公司
版　　次	2023 年 9 月北京第 1 版
印　　次	2023 年 9 月北京第 1 次印刷
开　　本	170 毫米×240 毫米　16 开
印　　张	9
字　　数	116 千字
定　　价	35.00 元

本书如有印装问题，可联系调换，联系电话：（010）68929022

主要编者简介

许树强　现任上海交通大学讲席教授、中国医院发展研究院院长；医学硕士、法学博士、经济学博士后；教授、主任医师、博士生导师；第十一、十二届全国政协委员及科教文卫委员会委员；入选"国家百千万人才工程"，国家有突出贡献中青年专家，享受国务院政府特殊津贴专家；曾任中日友好医院院长兼党委副书记、主任医师、教授，国家卫生健康委原卫生应急办公室（突发公共卫生事件应急指挥中心）主任，国家卫生健康委体制改革司司长等职务。

金成波　中共中央党校（国家行政学院）政治和法律教研部教授，中国政法大学法学博士，国家公派奖学金蒙特利尔大学法学院、哈佛大学肯尼迪政府学院联合培养博士；曾在德国慕尼黑大学、美国乔治城大学等做访问研究；曾挂职山东龙口市委常委、副市长；兼任中国法学会宪法学研究会理事、海峡两岸法学交流促进会理事、北京党内法规研究会副会长兼秘书长；入选北京"百名法学英才"；出版多部专著与合著，在《中国法学》《中国行政管理》《人民日报》《光明日报》等学术杂志和报刊发表论文 100 余篇。

编委会

前 言

　　深化医药卫生体制改革是全面深化改革的重要组成部分。2009年，中共中央、国务院印发《关于深化医药卫生体制改革的意见》，拉开了新一轮医改的序幕。党和国家立足人民日益增长的卫生健康服务需求，坚持人民至上，生命至上，聚焦重点领域和关键环节，不断完善顶层设计，推出了一系列改革举措。一分部署，九分落实。为确保深化医改各项决策部署的落实落地，国务院医改领导小组同步建立医改督导机制，并逐步发展完善，形成了专项督导和综合督导相结合，局部地区试点探索与全面推进落实相互配合、相互促进的督导工作格局。各级医改牵头协调部门主动作为，通过建立台账、调研调度、考核评价等多种督导机制，有力保障改革举措落到实处、发挥实效，有力推动深化医改工作迈出坚实步伐。中央和地方在督促指导深化医改工作的同时，及时总结推广各地医改工作中的亮点做法和先进经验，指导各地因地制宜借鉴，促进改革经验在全国更大范围落地生根、开花结果。

　　通过多年的实践探索，医改督导工作积累了丰富的实践经验，但在理论层面仍比较欠缺，在工作中逐步摸索形成的体制、机制尚未构成系统的理论体系。经查阅，目前，国内外学界对于督导的研究较少，尤其对医改督导还没有明确的界定。本书首先从督导的内涵和外延、性质与功能、定位与设计、应用与实践等方面进行了系统分析，结合不同国家、不同领域的督导实践，对督导的概念、范围、本质和定位作出了分析和界定；然后，在深入总结党的十八大以来医药卫生体制改革督导工作的发展历程和经验成果的基础上，提炼我国医改督导体系的主要实践模式和运行机制，尝试总结可复制、可推广的医改督导模式，建立我国医改督导理论体系；最后，结合新时期医改督导的工作要求，提出完善医改督导指标体系、实施机制、制度规范的新思路等。

当前，深化医改工作已进入了深水区、攻坚期，狠抓落实已成为现阶段工作的主旋律，医改督导发挥着越来越重要的作用。《医改督导理论与实践研究》一书广泛综合国内外医疗卫生、教育、警务等领域实践经验，吸收借鉴先进方法、先进机制，结合我国医改工作现状和存在的突出问题进行深入分析，以期填补我国医改督导理论与实践研究的空白，为现阶段的医改督导工作提供理论支持与实践参考，为下一步医改督导工作的完善奠定理论基础。希望本书能为奋斗在医改战线的各位同志在工作理念、工作思路等方面提供一些参考和借鉴。

目录

CONTENTS

第一章 督导的内涵与外延

督导制度，作为一种重要的国家管理制度，已经越来越成为现代化国家管理制度的重要组成部分。目前，学界关于督导的研究并不多，相关研究也多集中于教育督导领域，并没有将督导作为一项独立的、有普适性的制度进行研究。近年来，督导制度实践越来越多地出现在国家管理其他领域，例如医改督导。因此，将督导作为一项专门的制度并对其进行全面系统研究十分必要。本章将从督导的基本概念及行为性质入手，阐释其基本内涵。

第一节 督导的内涵

一、督导的制度演进

到目前为止，学界对于何为督导并没有权威的定义，也没有相关的法律法规对督导制度进行规范，但督导制度不是凭空产生的，它有着自己的制度渊源。因此，对督导的发展历史进行研究是非常有必要的，了解督导的前身有利于更好地理解督导的制度内涵。

督导在我国行政管理领域最早被运用于教育领域，一般被称为教育督导或者教育督导评估。教育督导制度有着非常悠久的历史，从古代的天子

"视学"到抗战时期的教育巡视，再到新中国成立后，教育督导制度一直在发展中。1955 年 4 月 23 日，教育部发布《关于加强视察工作的通知》，要求进一步加强教育督导工作。1991 年 4 月 26 日，国家教育委员会发布了《教育督导暂行规定》，对教育督导的总则、机构督学人员的设置及基本条件、督导工作的基本原则和工作程序均作了原则性规定。至此，我国建立了比较完善的教育督导评估制度体系，这对我国教育事业的发展起了非常重要的推动作用，也为其他领域的督导制度提供了范本。

教育督导评估制度从建立到完善积累了丰富的经验，此后督导制度开始被广泛应用于其他行政管理领域，包括国家土地督察、环保督察、警务督察、海洋督察以及本书所研究的医改督导。尽管名称不尽相同，但这些制度都有着相似的功能。截至 2023 年 4 月，在北大法宝上以"督导"为标题进行搜索，在"中共法规"中共检索到 396 个相关结果，其中行政法规 4 部、司法解释 1 部、部门规章制度 360 部、党内规章制度 5 部、团体规定 5 部、行业规定 21 部，说明督导制度在我国政府行政管理领域得到充分应用。对 360 部部门规章制度按照所属领域进行分类，可以发现，督导制度已经被应用于国家行政管理领域的方方面面，其中应用程度较高的有教育（156 部）、卫生（44 部）、农业（37 部）、工业管理（30 部）等领域，此外还涉及水利、商贸物资、国家安全、公安、民政、财政等共 35 个领域。可以看出，督导制度在行政管理领域得到了大规模的应用，尤其是近年来表现出精细化的特征。

在医改督导方面，2013 年，中央国家机关进行机构改革，原卫生部与原国家人口计生委合并组建国家卫生计生委，设立体制改革司，其职能是承担深化医药卫生体制改革具体工作，研究提出深化医药卫生体制改革重大方针、政策、措施的建议，承担组织推进公立医院综合改革工作。体制改革司下设绩效督导处（2018 年更名为督导评价处），其职能就是对各地各部门深化医改有关的工作进行督导和评价，医改督导是其中一个重要的方面。2023 年 4 月，在国家卫生健康委网站以"督导"为关键词进行搜索，共有 3841 个结果，其中 2018 年 12 月至 2023 年 4 月共 870 个结果，最早的结果为 1989 年，① 可见督导在医疗卫生领域中早已存在。机构改革后督导评价处的设立，标志着督导工作作为常态化工作机制得以建立，督导已经成为每一项具体工作的配套制度。督导评价处从设立到现在开展了多次大型督导工作，多次派出医改督导组赴全国各地进行督导，对各地医改政策的落实情况进行督促指导。例如，2016 年，开展了卫生计生改革举措落实情况的督查工作；2017 年，开展了深化医药卫生体制改革的督查工作；2018 年，开展了医改有关举措落实情况的督查工作。到目前为止，还没有正式的法律法规对医改督导制度进行规范和定型，这是阻碍医改督导制度进一步发展完善的重要原因。

二、督导的基本定义

"督导"的概念问题是督导制度理论与实务的核心问题，也是研究督导最基础的问题，督导的整个体系都建立于其上。关于什么是"督导"，目前并没有官方的定义。要对督导进行定义，必须反映它的本质，从而使督导与其他的行政管理行为区别开来。目前可供参考的有《教育督导条例》这一法律文本，其总则部分对教育督导的目的、内容、原则以及实施主体进行了规定，因此在对督导进行定义的时候也必须要考虑这些因素。

我们综合以上几个因素对督导作出如下定义：督导是由政府主体依据相关法律规范，对其下级机关或其管理的机构执行法律、法规、政策的情况进行监督检查、指导和评价的公权力活动。展开来讲，督导是各级人民

---

① 数据来源于国家卫生健康委员会网站，http://www.nhc.gov.cn/wjw/index.shtml。

政府或由其委托行政部门授权给所属的督导机构和督导人员，根据党和国家的方针、政策、法律、法规和行政管理规律、原理，按照一定的程序和方法，对下级政府的工作及行政部门、相关社会组织和市场主体的工作进行的一种监督、检查、评估、指导活动。其基本任务是保证党和国家的方针、政策得到有效贯彻，改进行政管理工作，提高行政管理质量。这一定义主要包括三个方面的构成要素。

第一，主体要素。督导应当由特定的主体实施，这一主体往往由国家法律、法规规定，这也是依法行政的基本要求。2011 年 8 月 31 日发布的《公安机关督察条例》第 2 条就规定了各个层级的督导机构，"公安部督察委员会领导全国公安机关的督察工作，负责对公安部所属单位和下级公安机关及其人民警察依法履行职责、行使职权和遵守纪律的情况进行监督，对公安部部长负责。公安部督察机构承担公安部督察委员会办事机构职能。县级以上地方各级人民政府公安机关督察机构，负责对本级公安机关所属单位和下级公安机关及其人民警察依法履行职责、行使职权和遵守纪律的情况进行监督，对上一级公安机关督察机构和本级公安机关行政首长负责。县级以上地方各级人民政府公安机关的督察机构为执法勤务机构，由专职人员组成，实行队建制"。通过法律、法规明确规定督导的实施主体，有利于明确责任主体，保证不同职能部门的工作之间协调统一，同时有利于维护督导的权威性。

第二，对象要素。督导的对象，即督导主体的相对方，是督导行为的直接承受者。在医改督导中，督导对象主要包括政府、政府工作部门以及各级各类医疗卫生机构。具体督导对象根据具体督导工作确定，一般来说，省、市、县三级政府，各级政府的卫生健康行政部门以及各级各类医疗卫生机构是医改督导的常规督导对象，在督导工作涉及其他行政领域时，人力资源部门、财政部门、价格行政部门也会被纳入督导对象的范围。在教育督导中，督导的对象首先是下一级政府和各级政府的教育行政部门的工作，学校作为教育的基本实施单位，自然也是教育督导的对象，而组织学校教育活动的校长和教师也是教育督导的对象。

第三，内容要素。总的来说，督导的内容，即根据党和国家的方针、政策，对某一行政管理领域的客体进行监督、检查、评估和指导。一般而言，各个领域督导机构的职责都由相关的法律法规直接规定。例如，《国务院办公厅关于建立国家土地督察制度有关问题的通知》就明确规定，派驻地方的国家土地督察局代表国家土地总督察履行监督检查职责，其职责包括：[①] ①监督检查省级以及计划单列市人民政府耕地保护责任目标的落实情况；②监督省级以及计划单列市人民政府土地执法情况，核查土地利用和管理中的合法性和真实性，监督检查土地管理审批事项和土地管理法定职责履行情况；③监督检查省级以及计划单列市人民政府贯彻中央关于运用土地政策参与宏观调控要求情况；④开展土地管理的调查研究，提出加强土地管理的政策建议；⑤承办国土资源部及国家土地总督察交办的其他事项。以上是从常规性督导的意义方面来讲的，在我国还存在大量的专项督导活动，这类督导活动的内容往往会具体到某一事项，具有很强的灵活性。例如2021年，国家医保局联合国家卫生健康委和国家中医药管理局对全国29个省份的68家定点医疗机构的医保基金使用情况开展了飞行检查，这就属于专项督导。[②]

---

① 〔英〕约瑟夫·拉兹：《法律的权威：法律与道德论文集》，朱峰译，法律出版社2005年版，第45页。

② 《国家医疗保障局2021年度医保基金飞行检查情况公告》，国家医保局微信号，https://mp. weixin. qq. com/s/C7qIDDe5WQ55iX9DdWaARA。

第二节　督导的外延

长期以来，人们在实践中经常使用一些概念，如监督、督察、监察、督查、评估等，这些概念与督导都存在密切联系。准确把握督导的概念，有必要将督导与这些相关概念加以区分。

一、督导与监督

本书提到的监督指的是一般意义上的行政监督。在我国，行政监督一般是指国家机关、政党、社会团体和公民等主体依法对国家行政机关及其工作人员的行政行为进行全面的监察、检查、督促和指导。它是我国社会主义监督机制中的一个重要组成部分，在弹纠不法、增进效率、优化政府形象等方面可以起到重要作用，从而有力地推进政府的廉洁化、法治化和高效化。① 从主体体系的内在构成要素来看，我国现行的行政监督体制由行政组织外部的异体监督和行政组织内部的同体监督两部分组成。督导属于行政组织内部同体监督的一部分，但同时也要注意到督导的特殊性。

督导不像其他类型的行政监督那样靠强制约束力来推动，其基本着眼点不是已经发生的某种消极现象，而是工作前进过程中的基本趋势，是对工作的一种整体观照。督导是一种"立足于导、以督促导"的指导活动，它的作用效果不仅具有防范性，更主要的是具有引导性和劝导性。因为督导是以综合评价为主要手段的，这种综合评价是一种倾向评价，有着明显的导向性。从表现形式看，督导的导向作用是柔性的、隐形的，时效是长期的。

---

① 王世雄：《我国行政监督体制的现状与发展趋向》，《政治与法律》2000 年第 6 期。

二、督导与督察

督察制度在我国也有着广泛的运用，前文提到过的国家土地督察制度、警务督察制度、环保督察制度以及海洋督察制度都是督察制度中比较成熟的典范。督察制度中比较有代表性的是环保督察制度。环保督察制度经过20多年的实施运行，在实践中不断完善，经历了从"督企"到"督政"，再到"党政同责"的中央环保督察之演变历程，在督促地方党委和政府履行环境保护职责、解决重大环境问题上取得了较大成效。[①] 督察，主要涉及违法乱纪相关情况，以违法乱纪的政府部门和政府工作人员、个别企业为主要的督察对象，主要目的是对相关责任主体进行监督与管理，促进环境保护法律制度的有效施行。

督导，与督察有相似的部分，可以说，督导"督"的功能其实就是督察的另一种体现，因此督导与督察的主要区别就在于其"评价"的功能。督导制度经历了一个不断完善的过程，例如教育督导就经历了从"督政"到"督学"再到"评估"的发展过程。在这个过程中，"评价"的功能越来越凸显，最终形成了一种控于未发，以"督"促"导"的特殊监督制度。以"督"促"导"体现的是我国督导制度理念的变迁，意在淡化督导制度的政府强制性色彩，以评价机制激发督导对象自身的积极性。这一方面可以降低行政执法带来的制度成本，另一方面以评价机制梳理典型的方式形成正循环。《教育督导条例》第21条第1款规定，"教育督导机构应当根据督导小组的初步督导意见，综合分析被督导单位的申辩意见，向被督导单位发出督导意见书"。督导意见书实际上就是对督导对象的一个整体评价，是整个督导工作的最终成果，因此评价功能实际上成为督导制度

---

① 陈海嵩：《环保督察制度法治化：定位、困境及其出路》，《法学评论》2017年第3期。

的最终归宿。《教育督导条例》第 24 条规定"县级以上人民政府或者有关主管部门应当将督导报告作为对被督导单位及其主要负责人进行考核、奖惩的重要依据"。督导所形成的评价与一般民间机构的评价最根本的区别就在于前者有政府的强制力作为保证。

三、督导与监察

这里所说的监察是国家监察体制改革之后所形成的一种新的国家权力。该权力由 2018 年 3 月 11 日第十三届全国人民代表大会第一次会议通过的《中华人民共和国宪法修正案》和《中华人民共和国监察法》（以下简称《监察法》）确认。至此，我国在一级人大之下形成了"一府一委两院"的权力格局。作为新型国家权力的监察权，是与行政权、审判权、检察权相平行的独立的国家权力。[①] 根据《监察法》第 3 条的规定，"各级监察委员会是行使国家监察职能的专责机关，依照本法对所有行使公权力的公职人员进行监察，调查职务违法和职务犯罪，开展廉政建设和反腐败工作，维护宪法和法律的尊严"，可以将监察权定义为：由监察委员会享有并行使，对掌握公权力的公职人员进行监督，并对职务违法和职务犯罪开展调查和予以处置的权力。

督导与监察有着非常明显的差异。首先，监察权是一项独立的国家权力。《监察法》第 4 条规定，"监察委员会依照法律规定独立行使监察权，不受行政机关、社会团体和个人的干涉。监察机关办理职务违法和职务犯罪案件，应当与审判机关、检察机关、执法部门互相配合，互相制约"。这一规定清晰地表明，监察权不是行政权且不受行政权的干预和干涉，也不同于审判权和检察权。督导本质上还是一项行政权，受行政首长的领

---

① 马怀德主编《监察法学》，人民出版社 2019 年版，第 10 页。

导，只具有工作流程上的独立性而不具备权力属性上的独立性。其次，行使对象不同。监察权的行使对象是特定的，是所有行使公权力的公职人员，不包括普通公众。督导的客体既包括行使公权力的公职人员，特定情况下也包括普通公众，例如医改督导中某些不具备公职人员身份的医护人员以及相关企业。最后，权能不同。国家监察制度的主要目的是反腐败，推进国家治理体系和治理能力现代化。《监察法》第 11 条明确规定了监察权的职权范围，具体包括监督、调查、处置三项职权。督导制度的目的是保证党和国家的方针、政策得到贯彻落实，具体到不同的行政管理领域各有不同，并且督导制度更着重于引导，通过正面宣扬来避免腐败现象的发生。

四、督导与督查

"督导"与"督查"、"督察"仅有一字之差，然而正是这一字之差体现了三种制度各自的特点。督查，是指县级以上人民政府在法定职权范围内根据工作需要组织开展的监督检查。与督导相比，是更注重"督"的监督功能，监督范围更全面。《政府督查工作条例》第 4 条规定，政府督查内容包括：①党中央、国务院重大决策部署落实情况；②上级和本级人民政府重要工作部署落实情况；③督查对象法定职责履行情况；④本级人民政府所属部门和下级人民政府的行政效能。可以看出，督查的客体是抽象的政府工作，任何政府工作都有可能成为督查的客体。督导与督察都是针对政府某一领域的工作而开展的，从《教育督导条例》《公安机关督察条例》《税收执法督察规则》等行政法规的名称可以看出两者的差别。可以说，督导与督察都属于广义上的督查，只是根据不同行政管理领域的具体特点，决定采用督导或者督察的方式，以提高工作效率。

五、督导与评估

根据评估主体的不同，可以将评估划分为三种：一是自我评估，即由被评估者自己进行评估；二是内部评估，即由评估发起者对被评估者进行评估；三是外部评估，即由与评估者和被评估者无利害关系的第三方进行。通常第三方评估机构由专业人士组成，拥有专业的技术水准，管理科学，信息透明，态度中立，评估结果公正客观，具有独立性、科学性、权威性、公正性和客观性等显著特点，在各类评估中发挥着独特的作用。近年来，第三方评估在我国应用广泛，一个典型的例子就是法治政府的第三方评估。在评估这一功能上，督导可以划归为内部评估。因此，评估主体是督导与第三方评估最显著的区别。由于督导的评估主体也属于行政系统，督导的评估结果就获得了执行力，或者说相较于第三方评估结果而言，督导的评估结果对行政机关的约束力更强，行政机关必须根据督导的评估结果采取相应的措施。

第二章　督导的性质与功能

第一节　督导的性质

督导的性质是由督导的构成要素决定的。督导的直接构成要素是督导的主体和客体。督导活动，从根本上说，是督导主体依照国家的法律、法规，对督导客体实施影响，以及客体接受影响的活动，是一种双边性的行为。具体来说，督导活动具有权威性、指导性、全面性和独立性。

一、权威性

任何国家的政治体系中都存在着对社会成员主张权威的制度或机构，它要求社会成员遵守某些行为准则。权威的本质功能在于发布一个约束各种意志的决断。督导的权威性在督导主体、督导人员、督导内容和督导结果上都能得到体现。

首先，督导主体具有权威性。督导主体，即法律、法规明文规定的具有督导职权的特定行政主体。这从根本上决定了督导活动必然是站在国家的立场上实施的，是一种行政管理行为。其次，督导人员具有权威性。督导人员是督导工作的直接实施者，其是否具有权威性是督导报告是否具有权威性的关键所在。医改工作实践中，督导人员往往由熟悉医改工作的行政人员以及有关专家组成，充分保证了督导工作的专业性。例如，2018 年 10 月，国务院医改领导小组秘书处在全国范围内开展了医改有关举措落实情况督察，"本次督察由国务院医改领导小组副组长单位（国家发展改革委、国家卫生健康委、财政部、人力资源社会保障部、国家医保局）的部级负责同志作为组长，医改领导小组秘书处及有关成员单位相关司局处级负责同志和有关专家作为成员组成督察组"。再次，督导内容具有权威性。督导工作的内容就是根据党和国家的方针、政策以及相关领域的法律、法规，对督导对象的行为进行监督、检查、评估和指导，对做得不够好的，要进行提醒警示，对做得好的，要总结经验、推广宣传，最终确保党和国家的方针、政策在特定领域得到具体落实。因此，督导内容天然就代表着党和国家的立场。最后，督导结果具有权威性。督导对象是督导结果的直接承受者，督导对象要根据督导结果进行相应的整改并报告督导主体。同时，督导结果也是政府对督导对象进行考核、奖惩的重要依据，督导结果的权威性是督导与其他民间评价机构最本质的区别所在。

以教育督导为例，教育督导实则是一级政府或政府授权的教育行政领导部门对下一级政府及其教育行政部门的行政管理、学校管理的过程终结和管理效应所实施的一种管理。它是一种行为效应管理，着重研究国家、上一级教育行政领导部门和本级政府的各项教育决策在一个行政区域教育管理的各个系统、各个层次、各个环节上的落实程度，研究这个区域教育行为的总体效应与在行为状态空间出现的各种随机现象的关系，并根据行为的总体效应研究干预原则和干预方式，实行有效的"制"、有效的"导"。

二、指导性

督导，从传统意义上说，是一种行政行为的监控手段，本意在于

"监"和"控",是一种特殊的封闭型功能,是为一个国家一定时期的方针、政策、法律、法规的执行和实施服务的。所以,由于统治阶级的性质不同、指导思想不同,不同国家甚至是同一国家在不同时期,对督导制度的运用都会存在差异。我国的督导在实践中不断探索和不断完善,已经从传统意义的监控手段转换成一种新的制导机制,由封闭型功能转换为开放型功能。

在这个意义上,督导制度是一种积极指导,而且重点在于"导"。制于已发,是为了加大"导"的力度;控于未发,是"导"之在先。[1] 这是在传统督导理论和实践的基础上的重大发展。因此,如何指导、怎样指导就成了督导中的一个核心问题。

如何指导,是指督导在指导时应该坚持什么原则。第一,要保证导向正确,这和督导的权威性是一脉相承的。这就要求督导的主体必须要谙熟党和国家的方针、政策以及法律、法规。此外,督导机构和督导人员还要充分了解督导领域客体贯彻执行国家各项政策、决策、指令的工作推进过程和重大措施,这样才可以保证督导工作有所依归,"导"之有向。第二,要保证导向有力,导向失去力度就等于没有导向。要保证导向有力,最关键的一点就是要完善督导的法律体系。从宏观的角度来看,必须要有一部法律或者行政法规来对督导制度进行规范,对督导所具有的共性进行提炼,作为督导工作开展的原则性规范;从微观的角度来看,对于各个领域具体开展的督导,要出台相应的部门规章或者规范性文件,作为督导工作的实际操作指南。

怎样指导,是指督导在指导时应该采用哪些方法。从督导的名称就可以看出,督导工作可以采取监督和评价两种方式,具体到职能上就是赋予

---

[1]　向宏业主编《现代教育督导学》,湖南教育出版社 1995 年版,第 16 页。

督导主体监督的职能和实施奖惩的职能。与指导性更相关的是奖惩的职能，即通过督导对工作成绩突出的单位和个人，由督导部门报请政府嘉奖，树立旗帜，体现方向。现实中这样的例子非常多，如2016年4—5月，原国家卫生计生委、国家中医药管理局联合组织开展了卫生计生改革举措落实情况督查，重点督查《全国医疗卫生服务体系规划纲要（2015—2020年)》《国务院办公厅关于城市公立医院综合改革试点的指导意见》中规定的改革举措落实情况，督查重点有以下四点：一是督查地区贯彻落实有关改革措施、完成规定改革任务情况；二是督查组要注重挖掘地方典型经验和好的做法，做好总结；三是督查组发现的政策不落实、工作不作为的典型问题；四是对发现问题的原因进行分析及提出有针对性的改进工作的意见建议。2021年10月，《国务院深化医药卫生体制改革领导小组关于深入推广福建省三明市经验　深化医药卫生体制改革的实施意见》印发，在全国范围内深入学习推广三明市医改经验，并且明确了具体的工作指标，防止学习推广流于形式，还明确了对推广三明市医改经验成效显著的地区予以财政支持上的倾斜，更好地激发了地方推动改革的积极性。

三、全面性

督导的全面性，就是在督导的过程中，以整体性评价为手段，全面研究督导客体的总体趋势、总体决策、总体效益和总体水平，找出前进中的主要问题，明确前进方向。全面督导的实质是决策督导、效果督导。也就是说，在督导中主要着眼于一级政府、一个部门、一个行业、一个单位所做的宏观决策和决策实施的效果，着力研究这些决策的主要根据、决策的基本思路、决策推行后的全面影响，然后作出客观的、具体的、符合实际的评价。目的是从整体上全面解决一级政府、一个部门、一个行业、一个单位的主要问题，以利于更好地推进工作。

国家卫生健康委体制改革司承担医改督导的具体工作，它是一个综合性的工作部门，负责对医改有关政策落实情况的督导指导和监测评价。2023 年 4 月在国家卫生健康委网站上，以"督导"为关键词进行检索，共有相关结果 3841 个，内容涉及卫生健康委工作的方方面面，几乎所有的工作部署中都有"加强督导工作"这样的表述，督导制度贯穿于卫生健康委工作的始终，有利于相关国家政策作为一个整体在各项工作中得到贯彻落实。

从国务院医改领导小组印发的简报中，可以看到医改督导的成果。截至 2023 年 3 月 17 日，有 170 期医改简报对医改督导发现的各个地区深化医改过程中存在的问题以及地方好的经验做法进行了介绍。2020 年 10 月 15 日印发的简报（第 123 期），介绍了安徽省宣城市针对县级公立医院危急重症救治能力不强、乡镇卫生院服务能力较弱、卫生专业技术人员短缺、乡村医生老龄化且后继无人等突出问题，坚持补短板、强弱项、堵漏洞，加快补齐医疗卫生服务短板，织密织牢服务网底，着力提升服务能力，取得积极成效。2020 年 2 月 13 日印发的简报（第 103 期），介绍了青海省委、省政府多次研究调整改革方案，精心安排部署，组织人员深入调研，于 2019 年 12 月 31 日全面取消医疗机构医用耗材加成，同步调整 6 类 509 项医疗服务项目价格。取消医用耗材加成改革以来，公立医疗机构价格政策执行情况良好，总体运行平稳，达到了医疗机构良性运行、医保基金可承受、患者负担总体不增加的预期目的。

四、独立性

独立性是督导制度的基本要求。督导机构作为政府的职能部门显然不可能完全独立于政府，而只能做到"相对独立"，这里的"相对独立"指的是督导机构应该独立于其督导领域的行政机关。党的十八届三中全会文件《中共中央关于全面深化改革若干重大问题的决定》提出要"优化政府机构设置、职能配置、工作流程，完善决策权、执行权、监督权既相互制约又相互协调的行政运行机制"。督导机构只有独立设置，其所履行的行政监督职能才能与法律实施监督体系相匹配，也才能达到《中共中央关于全面推进依法治国若干重大问题的决定》提出的"完善政府内部层级监督和专门监督"的明确要求。

督导机构不像一般行政职能部门那样存在一些经常性、事务性的工作，在受行政系统的指挥和控制的程度上也有较大的区别。督导机构可以根据自己的职责，自主制订工作计划，独立地开展工作。《教育督导条例》第4条第3款规定，"国务院教育督导机构和县级以上地方人民政府负责教育督导的机构（以下统称教育督导机构）在本级人民政府领导下独立行使督导职能"。可见督导工作的独立性是有法律保障的。

尽管督导工作的独立性得到了法律上的保障，但仍然有必要加强对督导工作独立性的认识。在实践中，由于督导的工作内容涉及行政管理领域的方方面面，但又不像一般行政职能部门的工作那样有硬性的工作指标，这就会导致产生一些错误的倾向：一是部分督导人员对自己工作的重要性认识不足，看不到督导对行政管理工作的规制作用，从而放松对自己的工作要求；二是一些地方政府行政首长认为督导部门的工作任务可多可少，有些工作拖一下也无妨，以其工作的紧迫性不如其他职能部门为借口，把督导人员作为机动部队使用。这两种错误倾向都有碍于督导工作独立性特点的形成和发挥，必须予以克服。

第二节　督导的功能

督导制度包含多个要素、囊括多个环节，广泛运用于教育督导、医疗督导、社会工作督导、服务业督导等多个领域，相应地也具有多种功能。尽管《辞海》里并未有"督导"这一词条，但从"督"和"导"的字面意思看，可以将其定义为对某事或某人的监督、视察、督促、指导或检查。从词义上看，督导的功能至少包括"督"与"导"两个方面，即监督与指导。其中，督是发现问题、指出问题，以一定的强权或者权威为后盾敦促相关主体改进不良或者违法行为。导是指出解决问题的方向与思路，以柔和并且灵活的方式引导相关主体作出恰当的行为。此外，督导还兼具评价与激励功能，这些功能相互联系、彼此相关、交叉配合。

一、监督功能

早期阶段的督导制度是以行政性督导为主的视察工作。督导人员主要通过视察活动对下级部门是否贯彻执行上级部门的政策进行检查、监督，由此形成了后来的督导机制。这一时期的督导制度因为强调国家对相关领域的强力干预和直接管理而被称为依附社会型督导，其最终的目的往往会受到国家主义、社会整体主义的价值影响，从而将相关活动看成为社会政治经济服务的驯服工具。

督导制度的行政监督功能可谓是该制度的首要功能，是指管理及说明机构的政策、行政程序和有关工作规定；协助受督导者解决行政工作上所遇到的难题；向上级提出改进政策和服务程序等的建议；帮助受督导者了解机构行政方面有关的行政程序和规则，以便其能依循且有效率地完成服务工作。域外的督导实践中，英国国民卫生服务制度（NHS）是很好的例证。2004年，英国正式建立了独立监管者制度，监管者是独立于政府的专门机构，直接对议会负责，主要负责对NHS信托基金医疗联合体及其所属医疗机构的监管。具体任务是监管信托基金医疗联合体是否遵循NHS的服务宗旨与相关的国家法律法规或指南，规范其与NHS的合作模式与沟通机制，对其财务与经营状况进行实时监督与评价，以促进其效率、效益与相关绩效目标任务的完成。

国内督导制度同样凸显监督功能。2020 年，国务院颁布《政府督查工作条例》，明确指出，对重大决策部署落实情况、重要工作部署落实情况、督查对象法定职责履行情况以及行政效能进行政府督查，要求政府科学运用多种方式，作出督查结论并核查整改情况。该条例是政府督查领域第一部行政法规，突出了政府督查工作的监督功能。2020 年 2 月 13 日，江苏省全面启动省、市、县安全生产督导工作，组织 13 个安全生产督导组进驻各设区市，参照国务院督导模式开展，为期一年，分为集中督导、整改提升、考核评估三个阶段。其中，在集中督导阶段，省 13 个安全生产督导组常驻各设区市集中办公①。该安全生产督导，重点是监督企业复产复工安全生产工作的落实。2022 年 9 月 28 日，国家药监局对 2022 年度疫苗生产巡查进行督导②，通过开展座谈会听取报告、深入车间一线观摩检查过程等方式，详细了解 2022 年度疫苗生产巡查进展情况、属地药监部门驻厂监督情况、企业迎接世界卫生组织预认证现场检查准备情况等。国家药监局相关司局、直属单位及属地药监部门力量统合，协同配合对在产疫苗生产企业进行全覆盖巡查。

此外，督导工作采取的听取汇报、座谈交流、查阅资料、实地考察等方式，也体现了对督导对象工作的监督检查功能。以 2017 年北京市门头沟区的医改专项督导检查为例，依照《北京市卫生和计划生育委员会关于持续开展公立医院医疗机构医药分开综合改革专项监督检查工作的通知》的

---

① 《省安全生产督导组进驻各设区市开展督导工作》，江苏省人民政府网，http：//www. jiangsu. gov. cn/art/2020/2/15/art _ 60096 _ 8973403. html。

② 《国家药监局对 2022 年度疫苗生产巡查进行督导》，国家药监局网，https：//www. nmpa. gov. cn/yaopin/ypjgdt/20220929193254170. html。

要求，门头沟区卫计委组建专家检查组对督导对象在医疗服务、住院服务、药品管理、价格管理以及纪律保障五个方面进行了督导检查。在检查期间，检查组通过查阅资料文件、现场检查等方式对督导检查内容进行了逐项核实，并集中反馈，对检查项目中的不足提出意见和建议。

督导工作的监督功能主要有两个方面：一是上级行政督导主体对下级行政督导主体的督导工作落实情况的监督；二是行政督导主体统合力量对外部督导对象工作的监督，此类督导工作在涉及督导对象与相关政府部门联合协作时，对相关政府部门也一并监督。督导主体整合多方主体力量，通过多方式的监督检查，实现对督导对象工作开展情况的监督。

二、指导功能

在行政相对人主体地位不断凸显的当下，行政机关与相对人之间更多的是平等协商、相互尊重的关系，前者不能随意向后者发号施令，更不能随意支配后者的行为或者剥夺后者的权利。督导的柔性指导功能体现的是其具有专业性、权威性，以及在知识、信息、政策上具有优越性的机关对其他组织或者公民个人的独立人格的尊重。通过提供平等、协商、对话的场域，更能提升公民的参与度与接受度，提高行政管理的效率，从而真正实现督导制度解决问题、促进良法善治的最终目的。

有学者指出，督导不仅要督，更要导，立足于导，重在激励，以正面指导为主。督导人员不应是专司监督检查的"钦差大臣"，也不应以指导者自居，居高临下，好为人师，乱加指点，而要把自己和督导对象放在平等的地位上，共同切磋、相互探讨、热情诚恳、尊重对方，从帮助、服务的角度来实施指导。好的地方要加以肯定和鼓励，也要指出缺点与不足，与督导对象共同分析原因，提出改进意见。在教育督导领域，改进教学不能像机关工作那样靠行政命令，而是要启发教师的自觉，发挥他们自己参与教改的积极性和创造性，要注意指导的场合和方式方法，要表扬于广众，规过于私室，维护他们的自尊心和自信心，使他们心悦诚服地接受指导。

我国督导体制属于监督型体制，督导部门借助行政权力对下级政府、行政部门等行使监督职能。虽然教育督导具有监督和指导两种功能，但以监督为主，长此以往，便会缺少对督导对象的帮助和指导。督导部门要对被督导对象实施监督、检查、指导和评估等工作，自身要具有权威性，尤其是专业权威性，唯其如此，才能彰显自身的权威，更好地履行其督导职能。在医疗督导领域，由于我国并没有出台相关法律法规来明确督导机构的性质、地位和制度架构，所以当前我国医疗督导机构正处于变革时期，很多职责和内容还在不断的探索和完善中。

域外督导体制属于服务型体制，具有监督和指导的双重性质。与之相比，我国当前的督导体制属于监督型体制，督导机构行使监督检查的职责，虽然具有监督和指导的功能，但是总体来看是以监督为主，缺少对目标单位的指导和帮助。借鉴域外督导体制的经验，是促进我国督导机构的完善、督导职能的转变的关键。因此，应积极提升督导机构的专业权威性，发挥其对机构的指导作用和服务功能。虽然督导机构的发展在世界范围内并没有统一的模式，但是从当前发展趋势来看，督导越来越注重其指导和评估功能。我国也应顺应这一变革潮流，提升督导机构的独立性、科学性和学术性，积极开展督导评估工作，将工作重心由"督"转向"导"，重点对机构发展进行质量评估，提供指导和服务。

现代督导的职能注重改善传统的以上下级关系为前提的监督检查职能，而强调评价与指导的职能。督导不是上一级督导部门对下一级行政部门的工作强加"改进"，而是在目标单位自愿的基础上提供专业性、技术性的指导与建议。现代督导的活动方式强调督导人员与被督导者共同工作、共同发现和分析问题，一起探讨如何改善工作环境。其基本活动方式是合作，而不是督导人员以指挥者、监督者或专家自居，只重视个人权威的作用，无视被督导者的合作，强调积极营造合作研究的活动氛围。

三、评价功能

督导制度的评价功能与督导工作开展过程中涉及的评价指标体系、绩效考核制度相关。督导主体在法定范围内运用合理科学的多种方式，依照各项指标规定，对督导对象在遵守落实相关法律法规方面，落实党中央、国务院重要决策和工作部署方面，执行政府部门与上级单位要求决定方面开展定期检查与考核，以评价和考核结果反馈被督导对象的工作情况，以此督促被督导对象就不足之处加以规整改进，以有效完成工作部署和工作任务。

督导过程中依据完善科学的评价指标体系，能更完整、全方面地呈现被督导对象的工作开展情况，对其进行全方位的整体评价考察。在医改督导领域，2021 年国务院医改领导小组印发《关于深入推广福建省三明市经验 深化医药卫生体制改革的实施意见》，秘书处建立深入推广三明市医改经验监测评价机制，对地方各级医改领导小组学习推广三明市医改经验，深化医疗、医保、医药联动改革，促进优质医疗资源均衡布局，加快推动实现大病重病在本省解决、常见病多发病在市县解决，加快健全维护公益性、调动积极性、保障可持续的公立医疗机构运行新机制等有关改革情况进行监测评价。监测评价方式分为三类：季调度、年通报与专项调研。具体而言，监测评价指标体系分为 13 项一级指标、32 项二级指标，明确、细致地规定指标要求与评价方法，覆盖分级诊疗、带量采购、医疗服务价格改革、薪酬制度改革等多方面。依据《深入推广三明医改经验监测评价指标体系》，督促指导各地对于三明市医改经验的推广情况，能清晰地把握各地相关工作推进情况。

督导主体对被督导对象的绩效考核工作也体现了督导工作的评价功能。2022 年 5 月，国务院办公厅印发《深化医药卫生体制改革 2022 年重点工作任务》，明确四部分重点任务，为 2022 年深化医改指明方向，其中提出推进医疗机构和医务人员开展健康教育和健康促进的绩效考核机制建设。考核机制作为督导工作的重要一环，为督导工作的有效进行提供了决策依据和凭证。建立健全制度执行的考核机制，严格遵循考核机制对制度执行状况进行监督考核，对于制度执行内容细化、量化、规范化，使制度执行者对制度执行内容有更深刻的认识具有重要作用。制定科学合理的绩效考核标准，让执行奖惩制度有章可循，也可以使执行人员在日常工作中有更明确的工作目标，加大工作执行力度。在督导过程中，上级部门需要结合工作具体落实过程中产生的问题及时对监督考核体系进行完善升级，使绩效考核体系更加具有针对性和有效性，并且要全面通告组织内部，实现绩效考核制度存在的意义，最大限度发挥制度的规范性和有效性。

督导不仅意味着监督和指导，也具有评价功能。督导工作开展过程中所依据的指标体系、采取的绩效考核制度和工作方式，以及反馈督导对象的工作情况等，都体现了督导的评价功能。

四、激励功能

督导制度的激励功能是指，对于表现良好、成果优异的督导对象，督导主体对其在政策计划、资源配置等方面进行倾斜与优待，以物质或荣誉奖励激励督导对象进一步优化工作，更好发展。

2021 年 12 月，国务院办公厅印发《关于新形势下进一步加强督查激励的通知》，在新形势下调整 30 项督查激励措施及组织实施等事项，强化正向激励促进实干担当，其中就包括对深化医药卫生体制改革成效明显的地方予以督查激励。2022 年 6 月 2 日，国务院办公厅印发通报，对 2021 年真抓实干、成效明显的地方予以督查激励，其中，深化医药卫生体制改革成效明显的地方包括：河北省唐山市、上海市崇明区、浙江省台州市、安徽省池州市、福建省三明市、江西省赣州市、山东省济宁市、河南省周口市、广东省深圳市、四川省成都市。2022 年，对上述地方在安排中央财政医疗服务与保障能力提升补助资金时，按照每个地方 1000 万元的标准予以激励支持。

地方层面也积极开展激励工作。2022 年 6 月 17 日，江苏省人民政府发布《省政府办公厅关于对 2021 年落实有关重大政策措施真抓实干成效明显地方予以督查激励的通报》，对 2021 年推动高质量发展、做好"六稳""六保"工作，以及强化创新驱动发展、加快产业转型升级、深化"放管服"改革优化营商环境、实施乡村振兴战略、加强生态文明建设、保障和改善民生等有关重大政策措施真抓实干、取得明显成效的地方予以督查激励，采取 40 项相应奖励支持措施。通过在政策、计划申报、资金安排、专项计划实施方面予以倾斜，鼓励激励地方政府充分发挥示范作用，再接再厉，取得新的更大成绩。如，江苏省南通市因 2021 年度在生态文明体制改革、制度创新、模式探索等方面成效显著，获国务院办公厅督查激励（2022 年给予 1000 万元奖励，在安排中央、省生态环境专项资金时予以倾斜，由省生态环境厅、省发展改革委、省财政厅组织实施）。调整能源结构对生态文明建设来说至关重要，为改变南通市能源结构主要依靠煤电的单一状况，南通市大力发展清洁能源，专门成立碳达峰碳中和工作领导小组，推动全市经济社会全面绿色低碳转型，在持续优化能源结构、加快产业绿色发展、大力推行循环经济等方面不断发力。在优化能源结构方面，充分利用丰富的海上风力和太阳能资源，推进海上风电场项目和光伏发电项目建设；在绿色发展方面，建设绿色制造体系，打造具有示范带动作用的绿色产品、绿色工厂、绿色园区；在循环经济方面，加大循环经济重大项目投资，带动和促进循环经济技术的推广应用。生态文明建设的另一项重要基础性工作是生态保护修复。南通市成立由市委、市政府主要领导担任指挥长的污染防治攻坚战指挥部，层层压实各级环保责任，同时开展水污染防治法执法检查，督查推进环境问题整改。

督导制度的激励作用不言而喻。首先，督查激励可以对相关工作起到正向引路、加油鼓劲的作用。要坚持正向引路，不断激励单位和个人坚定信心、咬定目标、苦干实干。其次，督查激励可以树立典型，示范带动，充分展示相关制度进展成效，分享理论成果和实践经验，为制度落实营造良好的外部环境。要立足实际，及时总结提炼在推进中探索出的发展模式和建设路径，加强宣传和推广，积极营造互学互鉴、比学赶超的良好氛围。最后，督查激励可以广泛动员，聚合力量。要落实制度，一地一域愿意干、干得好还不够，需要在全国形成统一落实的局面。让真抓实干、成效明显的地方得实惠增干劲，需要讲好学好经验做法，让类型相同、水平相当的地方明方向、赶上来。

综上，督导的上述各项职能是一个既相对独立又不可截然分开的完整的统一体。这些职能的确定，符合我国国情，集中体现了我国督导的性质、地位和它对上对下所发挥的各种功能作用。督导人员的每一项督导活动，可能只体现出某一项或几项职能，要从整体上去看督导职能的严谨性和完整性，克服仅仅把督导看作监督检查以及指导的片面性和主观随意性，充分发挥督导各项职能的作用。

第三章 督导的定位与设计

第一节 督导的理论基础与定位

"督导"实质上是一种管理控制行为，其运行机制嵌入当代中国层级治理体系之中。医改督导的主体是政府，客体既包括政府自身，也包括医疗卫生机构。也就是说，督导的存在形式既包括政府内部上级对下级的督导，也包括政府发挥行政管理职能对医疗卫生机构的督导。依据主体客体不同的匹配关系，本章节将以行政自制理论和政府规制理论为理论基础，论证督导产生及存在的必要性和合理性。

一、理论基础之一：行政自制理论

（一）行政自制理论概述

"行政自制"是我国行政法学界和行政管理学界常用的话语，指行政主体自发地约束其所实施的行政行为，使其行政权在合法合理的范围内运行的一种自主行为。[①] 简单地说，就是行政主体对自身违法或不当行为的自我控制，包括自我预防、自我发现、自我遏止、自我纠错等一系列下设

---

① 刘福元：《行政自制：探索政府自我控制的理论与实践》，法律出版社 2011 年版，第 11 页。

机制。① 我国行政法学家崔卓兰教授的研究较有代表性，她通过行政权力的内部结构分析，探寻行政权力的自我控制路径，并将行政自制视为外部控制得以实现的必要依托。②

在国际上，以伍德罗·威尔逊为代表的公共行政学者认为行政自我规制主要强调行政组织内部理性化，即通过对行政权力的组织结构及运行方式的调整优化，寻求行政效率的最大化。③ 行政管理或者公共行政研究的首要目标便是发现行政组织能够恰当而成功地做什么事情，以及如何以最高的效率和最低的成本做好这些事情。为了实现这样的目标，同时实现行政效率，必须通过集权与加强行政科层制，把行政效率作为公共行政之基础，尊重职业专家意见和行政裁量权。政府机构应该保持严格的公正和无私的态度，在这种情况下，才可以尽可能追求行政组织的效率。除此之外，安东尼·唐斯则通过分析官僚组织的内部特征从而论证了行政组织实现自我控制的可能，④ 主要包括等级结构、沟通网络、规则系统、非正式的权威结构、非正式的沟通网络、履行职能的非人格化、官员中存在的个人忠诚和个人投入等，正是这些内部特征有力地推动了官僚组织实现其内部的控制。

行政自制并非一开始就存在，作为一种现代的政府控制理论，其产生经历了漫长的探索过程。早期以古德诺为代表的美国行政法学者认为，立法机关和司法机关的外部监督是规范行政权力的主要方法。⑤ 但是外部监督在实践中难以克服其本身所固有的缺陷，因此，后来的研究突破了传统

---

① 崔卓兰、刘福元：《行政自制的可行性分析》，《中国检察官》2010 年第 1 期。
② 崔卓兰、于立深：《行政自制与中国行政法治发展》，《法学研究》2010 年第 1 期。
③ Woodrow Wilson, "The Study of Administration," in *Classics of Public Administration* ed. Jay M. Shafritz (Boston: Cengage Learning, 2017), p. 35.
④ 参见〔美〕安东尼·唐斯《官僚制内幕》，郭小聪译，中国人民大学出版社 2006 年版，第 54—78 页。
⑤ 参见〔美〕古德诺《比较行政法》，白作霖译，中国政法大学出版社 2006 年版，第 273 页。

的外部监督界限，将研究视角聚焦于官僚组织内部。英国行政法学者特伦斯·丹提斯、阿兰·佩兹明确了行政组织存在自我规制的可能性。他们认为，行政组织的自我规制是民主和法治的重要支撑之一，行政规制不仅是行政组织正常运转的必要条件，而且是外部控制运转和发挥作用的前提条件。[1] 德国行政法学家汉斯等认为，行政组织的自我监督首先追求的是公共利益，这种行政组织的内部监督是必不可少的，因为监督者更了解案件事实，而且是专业人才，所以行政组织自我监督通常比外部监督速度快、效率高。[2] 美国行政法学家伊丽莎白·麦吉尔在《行政机关的自我规制》中提出，把行政组织的自我规制作为行政机构研究中的一个范畴对待极其必要，且行政自制以"自愿启动""自愿展开"为主要特点。[3] 也就是说，行政自制不是外在权威机构或其他强制力机构要求行政组织必须这么做，而是行政组织自愿地限制自己的裁量权和限定自己的选择。当然，有时候很难区分出这种"自愿性"与外部压力之间的界限，因为对该标准的判断往往会因为诸多的政治与社会因素而存在模糊地带，但是即使没有权威机构明确要求行政组织进行自我规制，行政组织也会不可避免地存在一些潜在的外在压力。基于行政自制的可能性、合目的性、必要性，美国行政法学家杰里·L. 马肖进一步明确了行政自制的规范性，提出通过观察行政机构的内部规范研究如何对行政权力运作进行规制，认为基于内部规范的控制是现实中控制行政机构活动的主要方式。[4] 可见，不论是西方传统途径

---

① 参见〔英〕特伦斯·丹提斯、阿兰·佩兹《宪制中的行政机关——结构、自治与内部控制》，刘刚、江菁等译，高等教育出版社2006年版，第371页。
② 参见〔德〕汉斯·J. 沃尔夫等《行政法》（第3卷），高家伟译，商务印书馆2007年版，第735—736页。
③ 参见〔美〕伊丽莎白·麦吉尔《行政机关的自我规制》，安永康译，载姜明安主编《行政法论丛》（第13卷），法律出版社2010年版，第510页。
④ 参见〔美〕杰里·L. 马肖《创设行政宪制：被遗忘的美国行政法百年史（1787—1887）》，宋华琳、张力译，中国政法大学出版社2016年版，第6页。

下对行政行为进行司法审查的外部监督，还是官僚组织内部对行政行为的政治控制，都需要以提前设计好的另一种行政法类型为前提，这种行政法类型就是所谓的"关于行政的内部法律规范"，即行政机关内部的长官能借助内部行政法有效地控制他们所管理的官僚机构。

结合我国当下的发展实践，要建设有效的市场和有为的政府，就应当对行政机关进行外部控制的同时关注行政主体的内部控制，探索以政府自身为控制主体的行政自制的功能、方法及实现途径。只有政府以服务人民为出发点，通过一系列制度机制积极主动地实现自我控制，才能弥补外部控制的诸多缺陷，形成自律与他律相互补充、相得益彰的完整的行政权控制体系，从而让公权力在内部激励和外部规制的共同作用下始终处于良好的运行状态中。

（二）基于行政自制理论的督导定位

当今社会对行政的要求日益提高，人们也更深刻地认识到对行政实施监督的重要性。但仅寄希望于外部监督并不现实，外部监督者通常置身行政主体之外，难以发现行政不良的内在原因；而且外部监督发挥作用，终究要靠行政系统内的自觉接受和相应完善的机制。因此，督导作为行政组织系统内部的监督制约机制，对行政组织依法行使行政权力具有重要意义；督导作为政策落实情况的审查方式，对于贯彻上级机关的行政意志具有重要价值。

在以韦伯科层制理论为基础的官僚体制中，督导可以被视为一种横向资源协调重组、纵向政策追踪落实的权力运作方式，能够有效消解科层治理与运动化治理之间的张力，从而实现科层运动化的治理功能。作为一项具有中国特色的中观治理机制与制度安排，督导的运作内嵌于我国国家治理的动态系统中，重塑各级政府的行为偏好。由督查机制演变而来的督办责任体制成了超越低效、扭曲的压力型体制的新型制度选择与运作模式，对提升政府执行力与公信力、加快建设服务型政府具有重要意义。以下按照行政自制理论，对督导过程进行分解。

第一，督导的主体与对象。督导作为一种行政自制行为，其主体是政府自身。传统行政法理论把控制政府行政权的任务交给外部的立法、司法全体。而行政自制的主体就是政府，是作出行政行为的政府对自身行为的控制，即自己控制自己。督导的对象则是行政权。行政自制所要控制的仍然是行政权的违法行使或不当行使。虽然行政自制与传统控权论约束行政权的方法（他制）在主体、途径等很多层面均有不同，但与他制一样，行政自制的目的也是约束行政权，并与他制共同构成控制行政权的主要方式。

第二，督导的方式。督导作为一种行政自制行为，具体方式包括自我预防、自我发现、自我遏止、自我纠错等。自我预防是指行政主体应当严格依照法定的行政程序实施行政行为，并建立周详的监督机制，防止错误行为发生；自我发现是指行政主体需要时时注意已经实施过的行政行为，一旦错误出现便能及时发现，并采取补救措施，而不是等到错误行为已经有十分明显的表现或者已造成相当程度的损失后才知晓；自我遏止是指行政主体需要建立一套针对错误行为的紧急处理机制，做到一旦发现错误便能及时制止，在发现错误行为后能够及时有效地加以阻止，防止损失扩大或无法挽回的结果发生；自我纠错是指行政主体在发现已经实施的行政行为确有错误之后，能够主动纠正，并对已经造成的损害予以补偿，而不是对错误行为置之不理，听任其损害公共利益或相对人的合法权益。督导是一种积极的自我规制活动，这是督导行政自制属性的关键。行政自制强调"自发"，是行政主体主动控制自己的行为，前提是政府及其公务员在行使行政权之前或之时就已经在主观上具备了自我控制、服务公众的愿望和需要，并在这种愿望和需要的指导下从事行政行为。这使得行政自制区别于政府及其公务员在受到他人监督、牵制之下被迫地、不得不作出良好行为的情况。

第三，督导的基本动力。作为一种行政自制行为，督导的基本动力来源于政府高级别官员的道德意识，特别是为人民服务的行政理念。如果说对行政权的外部控制是通过其他国家机关的权力、公民基本权利、公共舆论等来实现的，那么以政府为主体的这种自发的控制模式依靠的则是以服务行政为主的道德意识，主体只有在正直、正义的善良观念引导之下才能作出自我控制的行政行为。在此基础上，行政主体应当培养自我克制和自我反省的基本素养。自我克制是压抑不良行为的念头，即政府及其公务员凭借内心的正义标准和道德要求压制故意从事非法行为或不当行为的意图，包括故意侵害相对人权利、非法将公共资源转化为私人资源等，从而使不良行为不会发生；自我反省是指行政主体对其已经实施的错误行为进行反思，找出错误的成因、表现和后果，总结经验，以避免再次出现同样的错误。这两项基本素养要求行政主体提高行政水准和行政能力，开展健康而有活力的生态行政。

二、理论基础之二：政府规制理论

（一）政府规制理论概述

区别于行政自制理论下政府内部上级对下级的督导方式，政府规制是指在产业规制中以政府为主体，为实现某些社会经济目标，采取各种直接的具有法律约束力的规范手段，对市场经济中的经济主体作出的规制行动，对市场交易机制有着直接的影响。依据政府对市场主体行为的限制程度和方式，分为直接规制和间接规制。

美国学者维斯卡西在 20 世纪 80 年代提出，政府规制是政府以制裁手段，对个人或组织自由决策的一种强制性限制。政府的主要资源是强制力，政府规制就是以限制经济主体的决策为目的，运用这种强制力。[①] 史普博认为，政府规制就是行政机构制定并执行的直接干预市场机制或间接改变企业和消费者供需政策的一般规则或特殊行为。[②] 日本学者金泽良雄认为，政府规制是在以市场机制为基础的经济体制下，以矫正、改善市场机制内在问题为目的，政府干预和干涉经济主体活动的行为。[③] 日本的知名规制经济学家植草益认为，规制是指依据一定的规则，对构成特定社会的个人和经济主体的活动进行限制的行为。[④] 美国法学家塞尔兹尼克则认为，规制是指"针对共同体认为重要的活动，由公共机构施加持续的、集中的控制"[⑤]。梅尔认为，政府规制是指政府控制公民、公司或下级政府行为的尝试，在某种意义上是指政府对社会范围内公民选择的限制。[⑥] 在我国，马英娟教授认为，规制以解决市场失灵、维持市场经济秩序为目的，基于规则对市场及相应经济活动加以干预和控制。[⑦] 刘小兵提出，政府规制之所以存在，是因为市场存在，如自然垄断、负外部性、正外部性和信息不对称等，但这些缺陷并不构成政府规制的充分条件，只是为政府规制提供了一种可能，最终是否需要政府规制，需要经过仔细地比较政府管与不管的效果方可确定。[⑧]

---

① Viscusi W. K，J. M. Vernon，J. E. Harrington，*Economics of Regulation and Antitrust*，（The MIT Press，1995），p. 295.

② 参见〔美〕丹尼尔·F. 史普博《管制与市场》，余晖等译，上海人民出版社1999年版，第45页。

③ 参见〔日〕植草益《微观规制经济学》，朱绍文等译，中国发展出版社1992年版，第12页。

④ 参见〔日〕植草益《微观规制经济学》，朱绍文等译，中国发展出版社1992年版，第1页。

⑤ Philip Selznick，"Focusing Organizational Research on Regulation," in *Regulatory Science and the Social Sciences*，ed. Roger G. Noll（Berkeley：University of California Press，1985）.

⑥ Kenneth Meier，*Political Economic of Regulation*（New York：State University of New York Press，1998）.

⑦ 参见马英娟《政府监管机构研究》，北京大学出版社2007年版，第22页。

⑧ 参见刘小兵《政府管制的经济分析》，上海财经大学出版社2004年版，第12—23页。

（二） 政府规制理论下的督导定位

督导作为一种政府规制行为，其主体是各级政府。政府规制主体的目标是公共利益的最大化，在这个意义上，医改督导过程中政府对医疗卫生机构的规制实质上是在最大限度地保护公共利益，这也赋予督导的合法性的定位基础。

医改督导作为一种政府规制行为，其客体是医疗卫生机构，包括各级各类医院、社区卫生服务中心、乡镇卫生院、村卫生室等，其对象是医疗卫生机构所从事的医疗、医保、医药相关管理服务行为。政府规制理论认为，政府规制具有时效性、主动性和预防性，从而具有更大的社会合意性。在其他手段可能由于外部性问题存在广泛失灵的状况下，以行政性手段为核心的政府管制对于社会来说是合意的。

医改督导作为一种政府规制行为，具体方式包括对医改过程中问题的诊断、风险的管控和预防。政府规制有效发挥作用的基础，首先是规制政策的制定能够代表被规制者的利益。辨析被规制行业特殊利益与一般利益之间的差别，基于被规制行业中龙头组织的潜在或实际有利影响，确认规制成功的可能性和存在性。同时，政府规制手段除了传统的依靠行政权力的监督和媒体监督外，社会组织的监督、多样且独立的专家的培育以及负责规制公开性与问责性的专设行政机构都应当成为政府规制过程中制度建设的重点。因此，作为政府规制行为的督导应当注重上述制度建设重点。

第二节　督导的效果优化与设计

上一节依据医改督导实践中不同的主体客体匹配关系，分别论述了基于行政自制理论的政府内部卫生行政机构上级对下级的监督、基于政府规制理论的政府对市场经济中医疗卫生机构的监督，以论证督导存在的正当性和合理性。在运用行政自制理论与政府规制理论对督导进行基本定位的基础上，本节将论述在何种分析框架下更有助于有效实现督导功能。因此，下文运用公共选择理论和组织知识理论，探讨如何才能高效实现督导功能、怎样设计督导机制才是科学的。

一、出发点一：公共选择理论

（一）公共选择理论概述

公共选择理论诞生于 20 世纪 60 年代初，标志是美国学者布坎南和图洛克两人合写的《同意的计算》的问世。该书尝试用经济学理性经济人的假设来解释政治运作和决策的过程，"它是观察政治制度的不同方法"，"公共选择是政治上的观点，它从经济学家的工具和方法大量应用于集体或非市场决策而产生"①。布坎南在《公共选择理论》（1972）一书中明确提出，公共选择学派想要做的是把人们用来检查市场经济缺陷和不足的方法，完全不变地用来研究国家（政府和公共经济的一切部门）。美国经济学家丹尼斯·缪勒进一步将公共选择理论定义为非市场决策的研究，他认为公共选择的主题与政治科学的主题是相同的，涉及国家理论、投票规划、投票者行为、政党政治、官僚机构等。然而公共选择所使用的是经济学的方法，它的基本假定就是"经济人"假定，即人是自利的、理性的效用最大化者②。由此可见，运用经济学的假定和方法来研究非市场决策或公共决策问题是公共选择理论的研究领域，其核心主题是用经济学的方法来说明市场经济条件下政府干预行为的局限性以及政府失败的问题。依照该学派之见，揭示市场制度的缺陷是一件好事，深入研究政府干预的逻辑

---

① 〔美〕詹姆斯·布坎南：《自由市场和国家》，北京经济学院出版社 1988 年版，第 18 页。
② Dennis C. Mueller, *Public Choice II*.（Cambridge：Cambridge University Press, 1989）.

及局限性，进而完善政府干预也是一件好事。①

公共选择理论认为，所有的人都是理性自私的，这一理论的核心是否定公共利益的存在，认为所谓的公共利益只不过是个人利益的总和。② 公共选择学派将传统公共行政国家对经济效率和效益的追求变成了政治价值观优先的理论，符合西方自由主义传统。同时，它又从经济理性的角度出发，演化出政治参与的逻辑假设——个人利益的最大化，也就是将公民的满意度和民主政治的效益等同于综合的个人利益的最大满足。

结合督导的制度设计与功能实现，在公共选择理论的分析视角下，政府既要注重采取一系列干预行为弥补市场的缺陷和纠正市场失灵，即政府既要对医疗卫生机构的市场行为进行约束与规制，也要注重对政府纵向之间（实质为上下级政府之间）根据经济利益不断博弈的经济竞争进行限制，从而对地方领导官僚进行监督、激励和约束，并进一步实现控制管理成本、提高政务业绩等目标。

（二）公共选择理论指导下的督导制度设计

从政府对医疗卫生机构的督导来看，政府采取一系列的干预行为来调节医疗卫生机构的市场行为，这要求督导的制度设计既要保证市场运行的外部条件，又要作为市场机制的补充。公共选择理论的奠基者布坎南提出，"市场可能失败的论调广泛地被认为是为政治和政府干预作辩护的证据"，"市场不是理想的，存在着市场失灵"。市场缺陷主要表现在公共物品、外部性、垄断、市场的不完全、分配的不公平和宏观经济失衡等方面。因此，为了弥补市场缺陷和纠正市场失灵，现代市场经济国家的政府

---

① 陈振明：《非市场缺陷的政治经济学分析——公共选择和政策分析学者的政府失败论》，《中国社会科学》1998 年第 6 期。

② Buchanan J. M., Tullock G, *The Calculus of Consent*: *Logical Foundations of Constitutional Democracy* (Ann Arbor: University of Michigan Press, 1965).

在社会经济生活中扮演着公共物品的提供者、负的外在效应的消除者、收入和财富的再分配者、市场秩序的维护者和宏观经济的调控者的角色。

从政府内部上下级督导来看，由于我国行政管理机制的特殊性，在督导运作过程中中央政府与地方政府存在信息不对称、道德风险、逆向选择等问题，且地方政府之间存在为谋求最大的经济效益而不断博弈的问题。目前，相关文献从多方面、多层次解析了我国目前行政管理中存在的问题，指出了政府对企业、政府对社区以及公共权力治理约束等一系列行政管理中常见的问题。这些问题都可以通过公共选择理论进行正规化、系统化、标准化定性或定量分析与研究。政府与企业、社区及公共权力等相关机构存在多任务状态下的互动与博弈关系，公共选择理论能够有效地为政府在督导过程中制定激励机制、进行最优决策等提供理论依据及实施建议。

在医改督导的政府运作及政府与外部环境互动的过程中，公共资源的分配存在信息不对称与巨大的资源利益等特征，对行政组织内各阶层官员的自律性提出了巨大的挑战，因此出现了行政体系内试图使自身利益最大化的种种寻租行为。在信息具有不完全性并存在利益冲突的环境下，以公共选择理论中政治参与的逻辑假设，也就是个人利益的最大化为出发点，督导的功能之一就是设计最优契约，激励各主体在追求个人利益的同时关注公共利益并有意识地规避政府失败的可能，这将有效优化医改进程中可能存在的上述问题。

结合上一节，对政府规制框架下规制者的激励问题进行研究，需要借助公共选择理论的分析框架。有观点认为，问责制度与规制者的激励直接相关，公共选择理论强调激励机制的设计必须基于对结果而不是行为的考察，因为上级政府的目标是看到所希望的结果。由于信息不对称，医疗卫生机构和地方各级政府掌握信息优势，中央政府对各类主体的行为也很难找到良好的监测手段，因此对行为的监察远不如对行为结果的监察可行。这样，在医改督导过程中实现有效监察的关键就在于设计一套基于可观察的结果的奖惩办法，同时奖惩与晋升挂钩能实现更高的督导绩效。

基于公共选择理论探究督导功能的实现，能有效预防和整治腐败。腐败问题往往源于信息不对称，而信息不对称正是公共选择理论体系中重要的研究假设，也是现实问题中必然存在的现象。基于公共选择理论，行政管理体制存在着医疗卫生机构和地方各级政府不完全贯彻上级政府的意图，为追求个人经济利益的最大化而牺牲目标利益，其表现形式主要是道德风险和逆向选择。为避免上述问题，应当在医改督导的运作过程中构建适当的约束激励机制，且应当以规范"两对关系"，即上下级政府之间的关系、政府与医疗卫生机构的关系，为主要内容。

公共选择理论的发展和不断修正为如何更好实现医改督导的功能提供了新的思路。鉴于现实中较为复杂的诸如信息不对称和动态博弈等问题，公共选择理论启示我们，从激励政策和风险分担视角对我国医改督导中出现的问题进行分析，建立有效的重复博弈长期激励约束机制来解决其中的寻租行为屡禁不止、监督机制不健全等问题，为解决我国医改督导运作过程中出现的问题提供更加清晰的思路，同时为更高效实现医改督导功能提供理论基础。

二、出发点二：组织知识理论

上述公共选择理论聚焦于构建医改督导实践中的激励约束机制，规范上下级政府及政府与医疗卫生机构的关系，避免各主体作为"理性经济人"为追求自身利益最大化而采取损害公共利益的行为。以下将基于组织知识理论聚焦如何在督导过程中有效传播医改督导的先进经验，进而明确督导的功能包含"督"和"导"两个层面，即不仅在于纠正"不好"，还要发现和推广"好"。

（一）组织知识理论概述

组织知识理论以其对知识的基本设定为前提，围绕组织知识活动建构其基本理论观点和研究框架。近年来，组织知识理论已较明显地形成知识资本理论、以知识为基础的企业理论和知识管理理论三个部分。这三者分别从不同的侧面把握企业组织知识活动的内在机制，探讨企业有效组织与管理知识的模式。知识资本理论揭示了知识经济条件下，企业运作的主要资源是知识，经营目标是知识资本的增殖，从而成为以知识为基础的企业理论和知识管理理论的基础；以知识为基础的企业理论主要是对知识企业组织安排、制度安排和组织行为的研究，因此它是组织知识理论中的组织理论部分；知识管理理论在知识资本理论和以知识为基础的企业理论的支撑下，具体探讨企业如何通过管理行为来实现知识资本的增殖，它是前两部分内容在操作和管理层面上的运用与延伸。

企业的知识管理涉及组织知识的创造、传递、利用和保护四个环节，组织知识在这种纵向发展的同时，在企业的不同主体之间还存在着横向的互动关系。企业通过组织安排和制度安排来保证知识的创造、传递、利用和保护，通过组织内部激励机制和外部合作机制来保证知识资本的运营。这种努力应始终围绕以下两个方面来进行。第一个方面是知识的创造。知识企业通过有效的知识管理保证有市场价值的、有利于企业目标实现的知识源源不断地产生，这是知识企业知识资本增殖的基础。第二个方面是知识的转化。知识管理应有利于组织所需的知识与企业的其他资源共同作用，最终转化为具有盈利水平的产品和服务。

（二）组织知识理论指导下的督导制度设计

组织知识理论认为，组织设计的一个关键因素是要保证知识和权力的匹配。泰勒在论述为什么要实行职能工长制时，就表达了组织设计应当充分利用知识的思想。他认为，按过程划分组织职能制的好处在于，通过组织职能的部门化能够做到根据知识在企业中的分布来分配相应的决策权。韦伯认为，科层组织所有的权力应当与相应的职位联系在一起，但职位的担任者不是根据选举产生的而是根据专业资格任命的，也就是依据其专业知识进行任命。哈耶克认为，某些知识，即与特定地点、特定时间相关联的知识，本质上不能进入统计且很难以统计的形式传送到任何集中的权威那里，决策者根本不会获得有关特定时间与地点环境的知识。在这个意义上，赋予医改督导主体何种形式的、何种程度的权力应当考虑其在行政组织之中及与外部交流过程中所承担的知识功能。

因此，基于组织知识理论，应当配合医改督导的功能定位对主体进行制度性赋权，提高督导的组织化水平。医改督导领域应当获得中央决策机构的重视，应当具有独立开展督查工作的权威性机构，也应当具有开展综合督查的权力依据。2018 年，中共中央办公厅印发《关于统筹规范督查检查考核工作的通知》，释放了为基层减负、对督查工作实行总量控制的政策信号。同年随着机构改革的推行，国务院医改领导小组办公室（以下简称国务院医改办）这一实体机构被撤销，改为国务院医改领导小组秘书处，其权力大幅缩减。

依据组织知识理论中对于知识和权力应当相互匹配的观点，医改督导制度设计应注意从以下方面入手。首先，必须从法律角度明确医改督导工作制度规范，包含督导手段、督导数量、职责分工、督导流程等，使医改督导工作有法可依、有章可循。其次，应当提高医改督导机构的独立性。国务院医改领导小组秘书处的核心职能为统筹协调，缺乏足够的权威来整合部门利益、开展督导工作，因此，应设立具有独立性、权威性的常设医改督导机构，提升机构组织化水平。最后，在人力、财力等总量控制的硬性要求下，应灵活应对而非消极避责，将督导资源集中于当前医疗体制改革重点，抓住主要矛盾，提升督导效能。

基于组织知识理论，督导应当同时具备"督"和"导"的功能。组织知识理论强调组织知识和个人知识的区别以及两者之间的互动。大多数的组织知识研究者认为，个人是知识创造的主体，组织内的知识最初往往表现为个人未编码的知识和技能。它们通过组织学习，通过成员间的沟通与对话，实现个人知识的整合，形成组织知识及知识资本。个人未编码知识是组织知识资本的重要基础及构成，但在个人知识阶段，其表现为人力资源，表现为一种必须附着于人的资本形式，或者说是一种潜在的资本形式。组织编码知识作为具有物质表现形式的组织专门知识，是组织知识资本的现实形式。组织知识理论强调如何将个人知识转化为组织知识，以及组织知识的有效管理。

在进行政府上下级督查和政府对医疗卫生机构的督导时，应当同时注重组织先进经验的扩散和应用，通过督导构建组织学习的渠道。资源战略学派认为，知识不仅是组织核心竞争能力的关键，而且知识本身就是一种战略，组织知识是组织真正的能力。实质上，知识经济增长方式的确立强调知识是资本的重要构成，知识的有效管理能够促成组织知识的增殖和能力的发展，从而保障组织持续发展和进步。

第四章 督导的国内应用与域外经验

本章主要针对督导类制度的相关内容与体系构成进行梳理，通过制度对比挖掘现有督导类制度对医改督导的借鉴意义。本章所称的督导类制度是指与督导功能相类似的制度。督导类制度对重点领域工作的系统性推进起着重要的保障作用，实践中，尤其是在涉及国计民生的领域中，督导类制度往往是整体工作系统中必不可少的一环。目前，教育督导、环保督察等制度发展已经较为成熟并形成体系，对医改督导体系的构建具有重要的借鉴意义。

第一节 国内的督导实践

一、教育督导

（一）发展沿革

教育督导是县级以上人民政府教育督导机构根据国家的法律规定对下级人民政府、学校以及其他教育机构落实教育法律法规和党的方针、政策以及开展教育教学情况进行监督、检查、评估、指导的活动。[①] 教育事业

[①] 涂文涛主编《教育督导新论》，人民教育出版社 2015 年版，第 2 页。

一直是我国社会主义建设中的重要板块，教育督导是我国督查体系中发展较为成熟的领域。

在法制建设方面，1991年，国家教委发布的《教育督导暂行规定》是新中国第一部关于教育督导的部门法规，1995年《中华人民共和国教育法》的颁布正式确立了教育督导制度。2006年，教育部印发了修订后的《国家督学聘任管理办法（暂行）》，2012年，国务院正式发布《教育督导条例》，2018年，国务院教育督导委员会办公室印发《对省级人民政府履行教育职责的评价办法的通知》，2021年，国务院教育督导委员会印发《教育督导问责办法》。同时，各省根据中央文件相继出台了各省的教育督导条例，例如2022年3月1日起实施的《河南省教育督导条例》和同年6月1日起实施的《安徽省教育督导条例》。总之，我国教育督导法制体系正在逐渐完善。

（二）机构设置与职权

在我国教育督导机构体系中，中央层面设有国务院教育督导委员会，主要职责是拟定教育督导的规章制度和标准，指导全国教育督导工作；依法组织实施对各级各类教育的督导评估、检查验收、质量监测等工作；起草国家教育督导报告；承办国务院教育督导委员会的具体工作。

地方层面上，我国除港澳台外的31个省级行政区相继成立了人民政府教育督导机构，根据《教育督导条例》（以下简称《条例》）第12条规定，教育督导机构实施教育督导，可以行使下列职权：①查阅、复制财务账目和与督导事项有关的其他文件、资料；②要求被督导单位就督导事项有关问题作出说明；③就督导事项有关问题开展调查；④向有关人民政府或者主管部门提出对被督导单位或者其相关负责人给予奖惩的建议。被督导单位及其工作人员对教育督导机构依法实施的教育督导应当积极配合，不得拒绝和阻挠。

根据《条例》第 2 条、第 4 条和第 23 条规定，县级以上地方人民政府负责教育督导的机构在承担本行政区域的教育督导实施工作时，下级教育督导机构受到本级人民政府的领导和上级人民政府的督导，同时受到上级教育督导机构的指导，专项督导或者综合督导结束后，县级以上地方人民政府负责教育督导的机构向本级人民政府提交督导报告的同时还应当将督导报告报上一级人民政府教育督导机构备案。

（三）人员设置与职责

广义上的教育督导人员不仅包括教育督导机构中开展督导工作的人员，还包括一些教育领域参与督导的专业人员，其中督学制度是教育督导领域特有的人员安排制度，以下将着重介绍。

1. 专职督学与兼职督学

我国实行督学制度，分为专职督学和兼职督学。《条例》第 6 条规定，县级以上人民政府根据教育督导工作需要，为教育督导机构配备专职督学。在我国专职督学具有一定的行政职务和职级，在国家督学职务中设有国家总督学、副总督学和一般国家督学，在地方督学职务中设有总督学、副总督学或主任督学、副主任督学和一般督学。按照行政区划的层级可划分为国家督学、省级督学、市级督学和县级督学。各级督学的任用一般按干部管理权限办理，其职责、权利与本级督导部门的职能相对应。目前，国家督学中的专职督学较少，地方各级专职督学的名称、职级、数量也不够统一。《条例》第 6 条规定，教育督导机构可以根据教育督导工作需要聘任兼职督学。兼职督学由教育督导机构根据教育督导工作的需要，从具有丰富教育工作实践经验、较高教育理论水平的人员中聘任，兼职督学的任期为 3 年，可以连续任职，连续任职不得超过 3 个任期。

2. 督学选任资格

《条例》第 7 条规定，督学的选任应当符合下列条件：①坚持党的基本路线，热爱社会主义教育事业；②熟悉教育法律、法规、规章和国家教育方针、政策，具有相应的专业知识和业务能力；③坚持原则，办事公道，品行端正，廉洁自律；④具有大学本科以上学历，从事教育管理、教学或者教育研究工作10年以上，工作实绩突出；⑤具有较强的组织协调能力和表达能力；⑥身体健康，能胜任教育督导工作。符合规定条件的人员经教育督导机构考核合格，可以由县级以上人民政府任命为督学，或者由教育督导机构聘任为督学。具体资格规定由各级政府在遵照《条例》的基础上进一步细化，例如《国家督学聘任管理办法（暂行）》中规定国家督学应当具有大学本科以上学历或同等学力，从事教育管理或者教学、研究工作10年以上以及行政机关副厅级及以上，或具有中小学特级教师称号，高等学校和科研机构等正高级专业技术职务等具体条件。

3. 督学的职权与职责

目前，根据《条例》以及其他相关法律文件的规定，包括督学在内的教育督导人员应当履行以下基本职责：检查法律、行政法规、规章和国家教育方针、政策的贯彻执行情况，监督地方性教育法规、规章、制度和相关标准、规定等的落实情况；监督、检查、指导教育规划布局，协调发展和教育教学、规范办学及教育经费投入的管理使用情况；参与经常性督导、专项督导和综合督导，调研、督促、指导解决群众关注的教育热点、难点问题；对教育教学水平、素质教育、教育监测和义务教育均衡发展等情况进行督导与评估；参与督导机构组织的相关活动，参与研究制订教育督导文件，对教育决策提出咨询建议；撰写教育督导报告，及时向政府和教育督导机构反映督导情况，提出合理、可行的意见建议以及完成政府和教育督导机构交办的其他工作事项。

督学行使职权受到教育督导机构的管理和监督，实施教育督导应当客观公正地反映实际情况，不得隐瞒或者虚构事实，同时应当遵循回避原则，实施督导的督学是被督导单位主要负责人的近亲属或者有其他可能影响客观公正实施教育督导情形的，应当回避。应当回避而未回避的，由教育督导机构给予批评教育。督学或者教育督导机构工作人员有下列情形之一的，由教育督导机构给予批评教育；情节严重的，依法给予处分，对督学还应当取消任命或者聘任；构成犯罪的，依法追究刑事责任：①玩忽职守，贻误督导工作的；②弄虚作假，徇私舞弊，影响督导结果公正的；③滥用职权，干扰被督导单位正常工作的。

（四）教育督导的实施

现阶段，我国教育督导体系正不断完善，具体而言包括督政、督学、评估监测三大板块。2014 年，国务院教育督导委员会办公室印发的《深化教育督导改革转变教育管理方式意见》中指出，深化改革的总体思路是"建立督促地方政府依法履行教育职责的督政机制、指导各级各类学校规范办学提高教育质量的督学体制、科学评价教育教学质量的评估监测体系，形成督政、督学、评估监测三位一体的教育督导体系，为促进教育事业科学发展、办好人民满意的教育提供制度保障"。

1. 督政

教育督导首先是督政，即中央人民政府对地方人民政府、上级人民政府对下级人民政府履行教育职责，落实教育法律、法规、规章和国家教育方针、政策等相关情况进行监督和指导。督政的主要内容应当是对义务教育普及水平和均衡发展情况，各级各类教育的规划布局、协调发展等情况进行监督和指导。2017 年起国务院陆续发布了对省级人民政府履行教育职责进行评价的相关通知或者评价细则等文件。例如 2018 年国务院教育督导委员会办公室印发的《对省级人民政府履行教育职责的评价办法》，对于评价标准和体系都作了进一步的规定。根据《条例》规定，县级以上人民政府对下一级人民政府应当每 5 年至少实施一次专项督导或者综合督导。

2. 督学

教育督导的重点是督学，县级以上地方人民政府应当对本行政区域内的学校和其他教育机构教育教学工作实施督导。督学的主要内容应当是对学校实施素质教育的情况，教育教学水平、教育教学管理等教育教学工作情况，校长队伍建设情况，教师资格、职务、聘任等管理制度建设和执行情况，招生、学籍等管理情况和教育质量、学校的安全、卫生制度建设和执行情况，校舍的安全情况，教学和生活设施、设备的配备和使用等教育条件的保障情况以及教育投入的管理和使用情况等相关教育情况进行监督和指导。根据《条例》规定，督学对责任区内学校实施经常性督导每学期不得少于2次，县级人民政府负责教育督导的机构对本行政区域内的学校，应当每3至5年实施一次综合督导。

3. 评估监测

自我国全面普及义务教育之后，教育发展的重点开始从受教育的规模转向受教育的质量，党的十九大报告指出，推进教育公平，让每个孩子都能享有公平而有质量的教育。为保证教育质量，我国教育改革中强调建立健全教育评估监测机制，通过科学的评估监测手段，一方面对各地区的教育质量进行全面监测，另一方面通过对现状的把控和分析，深入挖掘影响教育发展的因素，及时发现问题、分析问题、解决问题，推动我国教育事业的高质量发展。2020年，中共中央办公厅、国务院办公厅印发的《关于深化新时代教育督导体制机制改革的意见》强调，在评估监测方面，建立教育督导部门统一归口管理、多方参与的教育评估监测机制，为改善教育管理、优化教育决策、指导教育工作提供科学依据。

以2021年教育部印发的《国家义务教育质量监测方案（2021年修订版）》为例，义务教育质量监测由各级政府教育督导部门组织实施，监测对象为义务教育阶段四年级和八年级学生，监测内容为学生发展质量监测和相关影响因素监测。每个监测周期为三年，每年监测三个学科领域，第一年度监测数学、体育与健康、心理健康，第二年度监测语文、艺术、英语，第三年度监测德育、科学、劳动。监测实施过程包括工具研制、样本抽取、现场测试、水平划定、数据分析报告研制和结果运用。具体而言，由国务院教育督导委员会办公室负责统筹规划、政策指导和过程监督，并委托教育部基础教育质量监测中心承担业务培训、工具研发、数据采集、报告研制等工作。省级教育督导部门负责本地区的测试组织和过程监督，市级教育督导部门负责本地区的测试协调和指导，县级教育督导部门负责组织现场测试。结果将运用于服务决策咨询、督促问题改进、支撑督导评估以及引领教学质量提升。例如北京市教育委员会于 2022 年 3 月发布了《2021 年北京市中小学校全面实施素质教育督导评估报告》，此报告显示，本次教育督导工作围绕双减工作的深入开展以及素质教育的实施与发展，针对北京市通州区等部分普通中小学校全面实施素质教育情况进行了督导评估。由市、区两级督学专家共同开展，在学校自评的基础上，通过实地走访、组织听课、查阅档案材料、网络问卷等方式对 17 所学校的素质教育情况进行了实地调研，并由此形成了实施素质教育督导评估总报告，对督导评估的基本情况、主要成效进行了总结说明，同时也指出问题并提出了针对性的建议。

二、环保督察

（一）发展沿革

伴随着经济的发展，我国的环境问题越发突出，环境保护逐渐成为国家发展的重点领域，我国环境保护督察制度也随之发展。1974 年，国务院环境保护领导小组正式成立，1982 年，城乡建设环境保护部组建，内设环境保护局，1984 年，国务院环境保护委员会成立，同年 12 月，城乡建设环境保护部下属环境保护局更名为国家环境保护局，1988 年 7 月，国家环境保护局从城乡建设环境保护部正式独立出来，1998 年，国家环境保护局升级为国家环境保护总局。

2002 年，国家环境保护总局印发《关于国家环境保护总局华东环境保护督查中心和华南环境保护督查中心挂牌有关事项的通知》，通知明确国家环境保护总局南京环境科学研究所和国家环境保护总局华南环境科学研究所对外开展有关环境保护督查工作时，分别使用国家环境保护总局华东环境保护督查中心和国家环境保护总局华南环境保护督查中心的名称，区域环保督察制度开始建立。2006 年，国家环境保护总局印发《总局环境保护督查中心组建方案》，区域环保督察制度进一步发展。2007 年，西北、西南、东北环境保护督查中心相继成立，2008 年，华北环境保护督查中心成立。至此，六大环保督查中心全面覆盖我国大陆 31 个省、自治区、直辖市，区域环保督察制度就此建立。

2008 年 7 月，国家环境保护总局升级为环境保护部。2015 年，中共中央办公厅、国务院办公厅印发《环境保护督察方案（试行）》，正式建立中央生态环境保护督察制度。2016 年，随即开展第一轮中央环保督察。2017 年，六大环保督查中心正式更名为区域督察局，成为当时国务院环境保护部的派出机构，名称由督查改为督察，工作内容从督企扩大到督政，区域环保督查制度与中央环保督察制度实现衔接，共同构成了我国环保督察制度。2018 年 3 月，环境保护部更名为生态环境部。2019 年，中共中央办公厅、国务院办公厅印发《中央生态环境保护督察工作规定》，对中央环保督察制度作了具体规定。

（二）组织机构

1. 区域环保督察机构

国务院生态环境部在各地设有派出机构，分别是华北督察局、华东督察局、华南督察局、西北督察局、西南督察局和东北督察局。华北督察局驻地北京，管辖区域为北京、天津、河北、山西、内蒙古、河南；华东督察局驻地南京，管辖区域为上海、江苏、浙江、安徽、福建、江西、山东；华南督察局驻地广州，管辖区域为湖北、湖南、广东、广西、海南；西北督察局驻地西安，管辖区域为陕西、甘肃、青海、宁夏、新疆；西南督察局驻地成都，管辖区域为重庆、四川、贵州、云南、西藏等；东北督察局驻地沈阳，管辖区域为辽宁、吉林、黑龙江。

根据《总局环境保护督查中心组建方案》以及其他法律法规中的相关规定，各区域环保督察局在国务院生态环境部的领导下，在所辖区域内履行以下职责：监督地方对国家环境政策、法规、标准执行情况；承办重大环境污染与生态破坏案件的查办工作；承办跨省区域和流域重大环境纠纷的协调处理工作；参与重、特大突发环境事件应急响应与处理的督查工作；承办或参与环境执法稽查工作；督查重点污染源和国家审批建设项目"三同时"执行情况；督查国家级自然保护区（风景名胜区、森林公园）、国家重要生态功能保护区环境执法情况；负责跨省区域和流域环境污染与生态破坏案件的来访投诉受理和协调工作；承办总局交办的其他工作。

2. 中央督导小组

《中央生态环境保护督察工作规定》（以下简称《规定》）第 2 条规定："中央实行生态环境保护督察制度，设立专职督察机构，对省、自治区、直辖市党委和政府、国务院有关部门以及有关中央企业等组织开展生态环境保护督察。"

（1）中央生态环境保护督察工作领导小组

中央生态环境保护督察工作领导小组负责组织协调推动中央生态环境保护督察工作。领导小组组长、副组长由党中央、国务院研究确定，组成部门包括中央办公厅、中央组织部、中央宣传部、国务院办公厅、司法部、生态环境部、审计署和最高人民检察院等。根据《规定》第 8 条，中央生态环境保护督察工作领导小组的职责包括：①学习贯彻落实习近平生态文明思想，研究在实施中央生态环境保护督察工作中的具体贯彻落实措施；②贯彻落实党中央、国务院关于生态环境保护督察的决策部署；③向党中央、国务院报告中央生态环境保护督察工作有关情况；④审议中央生态环境保护督察制度规范、督察报告；⑤听取中央生态环境保护督察办公室有关工作情况的汇报；⑥审议中央生态环境保护督察其他重要事项。

（2）中央生态环境保护督察办公室

中央生态环境保护督察办公室设在国务院生态环保部，负责中央生态环境保护督察工作领导小组的日常工作，承担中央生态环境保护督察的具体组织实施工作。《规定》第 9 条规定，中央生态环境保护督察办公室的职责是：①向中央生态环境保护督察工作领导小组报告工作情况，组织落实领导小组确定的工作任务；②负责拟订中央生态环境保护督察法规制度、规划计划、实施方案，并组织实施；③承担中央生态环境保护督察组的组织协调工作；④承担督察报告审核、汇总、上报，以及督察反馈、移交移送的组织协调和督察整改的调度督促等工作；⑤指导省、自治区、直辖市开展省级生态环境保护督察工作；⑥承担领导小组交办的其他事项。

（3）中央生态环境保护督察组

中央生态环境保护督察组承担具体生态环境保护督察任务，由组长、副组长、组员构成。实行组长负责制，副组长协助组长开展工作。组长由现职或者近期退出领导岗位的省部级领导同志担任，副组长由生态环境部现职部领导担任。建立组长人选库，由中央组织部商生态环境部管理，组长、副组长人选由中央组织部履行审核程序，组长、副组长根据每次中央生态环境保护督察任务确定并授权。督察组成员以生态环境部各督察局人员为主体，成员实行任职回避、地域回避、公务回避，并根据任务需要进行轮岗交流，同时可根据任务需要抽调有关专家和其他人员参加。根据《规定》第 11 条，中央生态环境保护督察组成员应当具备下列条件：①理想信念坚定，对党忠诚，在思想上政治上行动上同以习近平同志为核心的党中央保持高度一致；②坚持原则，敢于担当，依法办事，公道正派，清正廉洁；③遵守纪律，严守秘密；④熟悉中央生态环境保护督察工作或者相关政策法规，具有较强的业务能力；⑤身体健康，能够胜任工作要求。

（三）环保督察的实施

1. 区域环保督察

区域环保督察重点在于督企和督事，原环境保护督查中心为原国家环境保护总局（现生态环境部）派出的执法监督机构，各区域督查中心受总局领导，对总局负责，每年须制定工作计划报经总局同意后执行，临时重大活动需事先报经总局同意后方可执行。具体工作中，督查中心由环监局归口联系并进行业务指导，受总局委托开展重大环境污染与生态破坏案件的查办工作，有关查办结果与处理建议应当报环监局，并由环监局提出处理或处罚意见。同时各区域环保督查中心均纳入总局环境应急响应体系，设立 24 小时值班电话与总局环境应急办公室保持通畅联系。进行环境应急工作时，由环境应急与事故调查中心使用总局环境应急办公室名称进行业务指导。在督查中心更名为督察局后，除原本的职务以外，各区域督察局也承接了一部分中央环保督察的任务，负责配合中央生态环境保护督察组开展工作。

2. 中央环保督察

（1）实施方式

中央环保督察重在督政，根据督察内容和方式不同可以分为例行督察、"回头看"和专项督察。

具体而言，例行督察主要针对省、自治区、直辖市党委和政府及其有关部门（必要时可以下沉至有关地市级党委和政府及其有关部门）、承担重要生态环境保护职责的国务院有关部门、从事的生产经营活动对生态环境影响较大的有关中央企业以及其他中央要求督察的单位。根据《条例》第 15 条规定，督察内容主要包括：①学习贯彻落实习近平生态文明思想以及贯彻落实新发展理念、推动高质量发展情况；②贯彻落实党中央、国务院生态文明建设和生态环境保护决策部署情况；③国家生态环境保护法律法规、政策制度、标准规范、规划计划的贯彻落实情况；④生态环境保护党政同责、一岗双责推进落实情况和长效机制建设情况；⑤突出生态环境问题以及处理情况；⑥生态环境质量呈现恶化趋势的区域流域以及整治情况；⑦对人民群众反映的生态环境问题立行立改情况；⑧生态环境问题立案、查处、移交、审判、执行等环节非法干预，以及不予配合等情况；⑨其他需要督察的生态环境保护事项。

"回头看"则是例行督察后，针对被督察单位的整改工作开展情况、重点整改任务完成情况以及生态环境保护长效机制建设情况等进行监督，主要针对整改过程中的形式主义、官僚主义问题进行督察，确保整改工作落实到位，贯彻落实国家生态环境保护的相关法律和政策。

专项督察主要针对党中央和国务院明确要求督察的事项、重点区域、重点领域、重点行业突出生态环境问题和中央生态环境保护督察整改不力的典型案件等需要开展专项督察的事项。

（2）具体程序

根据《规定》，中央生态环境保护督察实施程序主要包括督察准备、督察进驻、督察报告、督察反馈、移交移送、整改落实和立卷归档等环节，具体内容如下。

督察准备，即开展正式督察之前的准备工作，包括了解情况、摸底排查、组织人选并开展动员培训、制定工作方案、印发进驻通知以及落实督察进驻各项准备工作等。准备工作结束后，中央生态环境保护督察组进驻被督察单位开展具体工作，主要包括：于内调阅有关资料、听取被督察对象有关工作汇报、与被督察对象有关负责人进行个别谈话、召开座谈会并列席有关会议，于外受理人民群众生态环境保护方面的信访举报、开展相关走访调查，同时针对督察发现的突出问题，可以对有关党政领导干部实施约见或者约谈以及提请有关地方、部门、单位以及个人予以协助等。

中央生态环境保护督察组应当在规定时限内形成督察报告，对工作开展情况进行如实记录，对督察中发现的问题提出针对性的建议，并以适当方式与被督察单位交换意见。督察报告经中央生态环境保护督察工作领导小组审议后应当上报党中央、国务院，经批准后由中央生态环境保护督察组向被督察单位进行反馈。被督察单位应当按照督察报告制定整改方案并在规定时限内报送党中央、国务院。

同时，对于督察中发现的重要生态环境问题及失职失责情况，中央生态环境保护督察组应当形成生态环境损害责任追究问题清单和案卷，按照有关权限、程序和要求移交中央纪委国家监委、中央组织部、国务院国资委党委或者被督察单位。对需要开展生态环境损害赔偿工作的，移送省、自治区、直辖市政府依照有关规定索赔追偿；对需要提起公益诉讼的，移送检察机关等有权机关依法处理；对涉嫌犯罪的，按照有关规定移送监察机关或者司法机关依法处理。

对督察进驻过程中人民群众举报和反映的生态环境问题，被督察单位应当立即整改并落实到位。被督察单位制定的整改方案经批准后，应当按照方案要求抓好整改落实工作，并在规定时限内向党中央、国务院报送督察整改落实情况。其间由中央生态环境保护督察办公室对督察整改落实情况开展调度督办，并组织抽查核实。对整改不力的，视情况采取函告、通报、约谈、专项督察等措施。

另外，中央生态环境保护督察组开展督查工作应当严格执行各项保密规定、请示报告制度、督察纪律、程序和规范，正确履行职责，按照要求向社会公布有关信息并接受公众监督。同时，督察过程中产生的有关文件、资料应当按照要求整理保存并按照有关规定进行归档。

三、其他督导

除了教育督导和环保督察等长期的专项督导工作，国务院其他各部委也会单独或者联合开展一些其他督导活动，尤其是对涉及交叉领域的或者在某一个时间段内表现突出的社会问题，以及涉及国计民生的重点领域问题进行短期督导。

2017 年，原国家工商总局（现国家市场监督管理总局）、教育部、公安部、人社部对以招聘、介绍工作为名从事传销活动开展了专项整治活动，并组织人员对安徽省合肥市打击传销活动专项整治情况进行现场督导，先是现场检查了合肥市创建无传销社区工作以及防止传销进校园活动开展情况，而后在汇报座谈会上听取了合肥市打击传销活动专项整治情况的汇报。

2018 年，国家发展改革委、财政部、水利部、农业部参加的国家有关部委督导抽查组，对浙江省农业水价综合改革工作进行督导抽查，督导组通过实地调研、查阅资料、听取工作汇报等方式对浙江省的农业水价综合改革情况进行了调查，并就后续工作的开展作出了进一步的要求。

2021 年 4 月，国家税务总局、公安部、海关总署、中国人民银行四部委联合打击虚开骗税专项行动督导组赴格尔木开展督导工作，海西州税务局、公安局、中国人民银行格尔木支行等部门就现阶段的专项工作开展情况向督导组作了全面汇报，督导组对海西现阶段打击虚开骗税专项行动工作进行了整体评价，并对下阶段的工作提出了明确要求。

2021年9月，国家发展改革委、能源局联合派出督导组，以环渤海港口现场督导为主，赴相关重点省份和企业、港口开展能源保供稳价工作督导。于秦皇岛港开展座谈会，对国家政策进行说明并听取了各企业的报告，对港口煤炭现货交易情况、发电供热用煤中长期合同全覆盖落实情况等进行重点督导。督导组在曹妃甸港组织企业座谈会了解相关情况，并对有关企业中长期合同履约、港口煤炭运输等情况进行实地督导。

2022年，国务院安全生产委员会办公室对有关省份开展渔业安全生产督导检查。督导组重点围绕渔业船舶安全生产赴浙江舟山、辽宁丹东等地开展实地检查，对渔港渔船本质安全、渔业船员持证上岗、渔船进出港报告、渔船安全基层监管、安全生产执法、遇险渔民救助等情况进行了重点督导。

综上，国务院有关部委针对重点领域的特定问题开展的专项督察，相对于教育督导和环保督察更具有灵活性，对于交叉领域或者一定时期表现突出的问题精准发力，通常以现场督导为主，主要方式包括实地调研、开展座谈会听取工作汇报、调阅相关资料等，对地方政府相关工作的落实情况进行监督，并对下一步工作的开展进行指导。

第二节　域外的督导经验

一、英国卫生督导

英国的食品安全监督管理、动物卫生监督管理、突发公共事件应急等组成的卫生监督管理机制各有特色，形成了比较完整和系统的制度体系。梳理和总结英国卫生监督管理机制将为我们思考英国督导体系提供一条具有借鉴意义的新路径。

（一）英国食品安全监督检查

在食品安全监督检查方面，英国已经建立了全方位、系统化、较完善的法律体系：从 1984 年开始分别制定了《食品法》、《食品安全法》、《食品标准法》和《食品卫生法》等相关法律，[①] 还出台了《甜品规定》、《食品标签规定》、《肉类制品规定》、《饲料卫生规定》和《食品添加剂规定》等。[②] 在英国，食品标准局可以对食品的生产、加工和经销场地进行检查，并有权检查、复制和扣押有关取样记录，其评价结果将被用于制定食品政策，并同时兼具服务公众的信息职能。此外，食品标准局的一项重要职能是负责监测和报告地方食品监督执法的情况。按照评价报告的结论，食品标准局对食品生产、加工和销售商给予分级评级，如在食品卫生方面，按照食品卫生计分表从 A 到 E 进行打分定级，此结论会被作为现场检查频次和采取相关处理措施的依据，并且将适时公开在其网站上。同时，食品标准局还会制订国家督导抽检计划，以专项督导检查的形式开展，并委托实验室进行检测检查。

（二）英国动物卫生监督管理

英国在动物卫生监督管理方面的法律体系和国家标准非常完备，包括《动物法案》《动物疾病控制法案》《追溯法案》等 150 多个，涉及饲料供应与管理、动物疾病预防与控制、运输与屠宰加工等各个环节。英国农业部下设的动物健康和兽医实验室联合署（AHVLA）主要负责监督和管理全国动物卫生检疫、监管法律、动物福利规划和疫病防控等政策的拟定、制

[①] Huang Q, Zhang X, "The enlightenment of Foreign Food Safety Quality Supervision Mode to Our Country," *Med Soc*, 24 (2011): 42—44.

[②] Qian JY, "Food Safety Issues Worthy of Wide and Constant Concern," *Food Sci*, 26 (2005): 269—273.

定与实施。具体而言，生产过程的监管由 AHVLA 负责，动物屠宰后到餐桌的监管由肉品卫生署负责，监管工作覆盖全程。在动物卫生监督管理的过程中，AHVLA 建立了一套风险评估机制，能够为动物疫情的预警预报提供技术支撑，使得各地区的动物卫生监督工作有的放矢。AHVLA 通过对全国动物卫生进行科学严密的监督管理，能够实现对管理相对人的督促，严谨高效地实现对动物的监管和可追溯管理。

（三）英国突发公共卫生事件应急管理

2021 年 4 月 1 日，英国卫生保护局重组新设为英国卫生安全局。该组织的首要任务是做好防控新冠疫情的工作，同时整合该国在健康数据分析、基因测序等方面的技术能力，在国家和地方层面为公共卫生安全提供科学分析、信息综合和应对能力。现阶段，英国卫生安全局不仅督导英国各地新冠疫情的处置情况，而且随着世界公共卫生威胁的变化，引入了对猴痘病毒等的督查管理。英国在突发公共卫生事件应急系统建立方面达成的工作成效，为国家有效应对和防治新冠疫情、非典疫情、猴痘病毒、禽流感等各类突发事件提供了条件和保障。除此之外，英国政府将卫生监督作为一项非常关键的行政职责，强调机构身份合法、体制垂直管理、人员和资金配备充足。在中央督导地方处理突发公共卫生事件的过程中，重视依法行政和服务社会的宗旨，从而保证了各项公共卫生法律、法规、政策和国家标准的落实，为协调管理公共卫生应急情况与推动社会经济发展发挥了突出作用。

二、美国卫生服务监管

（一）卫生服务监管的架构模式

美国联邦政府公共卫生系统主要由美国卫生与人类服务部和它的执行部门构成，目前大部分联邦政府层面的卫生服务监管由美国卫生与人类服务部的下属部门完成。作为联邦组织，与各州和地方联系最为密切的主要包括疾病控制和预防中心（Centers for Disease Control and Prevention，CDC)[①]，卫生资源和服务管理局（Health Resources and Services Administration，HRSA)[②]、食品药品管理局（Food and Drug Administration，FDA)[③]、医疗保险和医疗救助中心（Centers for Medicare and Medicaid Services，CMMS)[④]，以及医疗保健研究与质量管理署（Agency for Healthcare Research，AHR)[⑤]。美国国土安全部（Department of Homeland Security，DHS)[⑥] 的联邦紧急事务管理署是与各州和地方公共卫生机构共同开展应急准备最重要的机构之一。卫生与人类服务部是美国政府确保全民健康和提供必需的人性化服务，特别是为那些无法自助的人提供服务的主要政府机构。卫生与人类服务部和州、地方政府密切配合，许多卫生与人类服务部资助的服务是在地方层面由州、县级卫生机构或私营部门提供的。卫生与人类服务部的项目由 11 个执行部门进行管理，其中 8 个部门属于美国公共卫生署，3 个是人类服务机构。卫生与人类服务部的项目超过 300 个，覆盖范围极广。除了提供服务，卫生与人类服务部项目还要确保全美公民都被公平对待，并关注于收集全国人民健康及其他数据。卫生与人类服务部的负责人由国务卿办公室确定，卫生与人类服务部的项目支持中心（Program Support Center，PSC)[⑦] 是卫生与人类服务部内部支持的一个部门，为卫生与人类服务部和其他联邦机构提供行政服务。

---

① CDC 具体工作职责详见 https：//www. cdc. gov。

② HRSA 具体工作职责详见 https：//www. usa. gov/federal – agencies/health – resources – and – services – administration。

③ FDA 具体工作职责详见 https：//www. fda. gov/。

④ CMMS 具体工作职责详见 https：//www. usa. gov/federal – agencies/centers – for – medicare – and – medicaid – services。

⑤ AHR 具体工作职责详见 https：//www. ahrq. gov。

⑥ DHS 具体工作职责详见 https：//www. dhs. gov。

⑦ PSC 具体工作职责详见 https：//www. hhs. gov/about/agencies/asa/psc/index. html。

在美国卫生服务监管方面，监管体系的发展依赖于联邦政府、各州政府以及非官方的相关部门组成的核心架构。州政府设立的卫生服务监管机构是整个监管架构的核心，具体由各州的卫生行政部门以及医学专业委员会落实。每个州的卫生行政部门负责监察卫生设施的设置情况、日常检查、颁发许可证以及收集与发布信息。医学及其相关专业委员会主要负责行医执照的审核发放以及临床诊疗督查，部分专业委员会独立运营，部分隶属于卫生行政部门或者其他一些大的机构。同时，美国医学协会（American Medical Association，AMA）①、医疗机构认可联合委员会（Joint Commission Accreditation of Hospital，JCAH）② 等非官方组织始终与行政机构的监管体系密切协作，共同致力于打造完备可靠的美国卫生服务监管体制。因此，美国的卫生服务监管体系是公私合作的伙伴关系，并非是仅以政府行政监管机构为主体的体系。其他所有涉及卫生服务的提供与筹资的要素，无论是执业医师、医院还是医疗服务购买方，均作为医疗服务的外部监管者，以自己的监管行为配合完成对整个卫生服务体系的监管。虽然这种零散且各自为政的监管措施组合而成的监管体系被视为各机构彼此竞争抢夺利益的产物，但这种政府机构与非官方机构共同搭建的服务监管架构已经成为整个监管体系的核心。

（二）卫生服务监管的实施特点

美国卫生服务监管制度兼具立法机关、司法机关和行政机关的三种特点，这也使得美国卫生服务监管制度在整个国家的制度谱系中显得比较特殊。

首先，监管机构通过制定更为详细、更具可操作性的管理监督规范、

---

① AMA 具体工作职责详见 https：//www. ama－assn. org。

② JCAH 具体工作职责详见 https：//www. jointcommission. org/what－we－offer/accreditation/health－care－settings/hospital/。

条例对立法机构的法规进行补充，这些规定具有等同于国会制定的法律的效力。其次，国会与各州的立法机构通过设定具有一定专业技能的监管机关以落实行政机关制定的卫生监管措施，即监管机构作为卫生法规的执行机关落实对卫生服务的管理与监督，同时监管机构也负责对某些卫生服务项目进行管理。最后，监管机构以与法院处理诉讼类似的方式解决纠纷。监管机制的裁决与司法判决一样具有拘束力。

首先，在联邦层面，《行政程序法》旨在保证联邦政府行政管理始终按照宪法规定的正当行政程序执行，对行政决策作出了标准路径图。在各州层面，大多数州都结合各州实际情况制定了同《行政程序法》类似的用于规范行政行为的法案，也都将联邦层面作出的一些重要的制约要素纳入考量范畴内。行政机关的卫生监管活动依据《行政程序法》应满足一定的程序要求。例如，对卫生服务监管而言，在作出撤销医师行医资质的决定前，必须收集医师所有相关的诊疗记录以及关于此项医疗服务的评估标准；对食品药品监管而言，在审核新药上市的申请时，必须得到第一手的原始临床试验数据并向专家委员会咨询。在调查取证工作完成之前，监管主体必须告知当事人有陈述申辩的权利，并给予其陈述申辩的机会。除此之外，卫生服务监管机构必须有定期向社会公开相关信息资料的制度，需要公开公示执法目的、法律依据和主要流程。

其次，依据行政法定程序，卫生服务监管机构需要接受来自行政相对人的书面或口头意见，如果监管措施会对行政相对人的合法权益造成较大影响，卫生服务监管机构也可能会举行听证会听取意见，行政相对人将有机会在听证会上为自己的行为作出辩解。在听证会上，行政法官是听证会的主持人员，一般由卫生服务监管人员兼任，听证会采用正式议事规则以确保相关各方的权利得到充分保障，通常听证双方均有聘请律师的权利。会上提交的所有有效证据以及机构所收集的信息构成了听证过程的正式记录。

最后，监管机构必须根据正式的听证记录作出决定。虽然作出决定和审核决定的过程可能因为监管机构或审核程序不同而有所差异，但是其基本要素是一致的。初步结果一般由工作人员得出，行政法官或者机构内部可以合议修改，最终决定由机构领导审核后作出。如果程序涉及规则制定，报告一般在序言中说明综合考虑了利益相关方提供的信息。

（三）卫生服务监管的政策争论

首先，是公立部门与私立机构之间的矛盾。19 世纪晚期至今，美国涉及公共卫生服务监管的有关政策一直在政府公权力与私人部门自主权之间权衡。早期政府并不愿意直接提供卫生服务及其监管，而是倾向于由私人组织直接提供公共卫生服务，但作为例外情况，在军队医院等具有特殊目标人群的领域，联邦政府与州政府也确实提供着一些服务，这些只是整个美国公共卫生服务的很小一部分。逐渐地，新的风险与困难让公私平衡很难取舍，政府开始意识到介入公共卫生服务及其监管是很有必要的。比如，19 世纪晚期，大规模的预防接种和检疫项目本质上就是与执法结合的监督活动。再比如，21 世纪初，生物防御挑战被划设为国防的一部分，因为私立部门确实很难实施这个项目。美国卫生服务体系中公私混合的程度比其他任何行业都更为广泛和复杂。尽管历史上冲突不断，在公共卫生的很多领域，政府与私人行业是相互合作的，新挑战可能导致政府与私人部门的关系更为错综复杂。然而，比起相互摩擦，公共卫生监管越来越依赖于一种建设性的公私合作的伙伴关系。

其次，是中央权力与地方权力之间的平衡。联邦和州的权力划分与政策冲突近乎存在于整个美国历史，其中美国宪法第十修正案（The Tenth Amendment to the U. S. Constitution）把未授予联邦的权力都留给了州政府，这就从宪法层面给予了各地方政府制定和实施更加灵活的法律、政策的空间。在卫生服务的提供与监管层面，不同州的公民对健康和政府保护健康的职责在态度和价值观上存在着地区差异。早期主要是由地方政府解决公共卫生的危机，但随着社会的复杂程度和风险挑战越发增多，大量的地方卫生监管都已经在国家层面实现了统一政策。长期以来，公共卫生监管的关键挑战在于协调中央与地方所有层级政府的政策与工作。从理论上看，公共卫生监管的每个方面都应该在美国联邦体系下有它的政府部门。在 20 世纪早期，卫生服务职责的分配很容易，因为那时主要的疾病挑战相对局限。今天，由于对健康与疾病有了进一步了解，监管与控制将变得更加复杂，随着时间的推移，应当重新对公共卫生职能的很多监管部门进行定义。

最后，是群体健康与个体健康之间的矛盾。[1] 在不同的公共卫生政策中，公共卫生服务的监管是美国最为关注的领域之一，但在一个资源有限、需求无限的假定条件下，尽管集体健康与个体健康通常有着共同目标，但是在很多时候它们也存在竞争。1905 年的"雅各布森诉马萨诸塞州案"（以下简称为"雅各布森案"）[2] 是美国联邦最高法院受理的第一起强制疫苗接种案。该案以合理性审查标准为基本立场，肯定了州在维护公共安全和健康上所拥有的权利的正当性，承认为了公共安全和健康的合法利益而牺牲个人的某些自由是合理的。[3] 在司法实践中，该案是关于州政府在天花疫情中强制要求免疫接种的支配性先例。经过一系列判决的发展，最高法院不断拓宽"雅各布森案"的适用范围，首先支持了政府在日常情

---

[1] Wendy E. Parmet et al., "Individual Rights Versus the Public's Health—100 Years after Jacobson v. Massachusetts," *The New England Journal of Medicine*, Vol. 352, No. 7, 2005；Michael Willrich, *Pox: An American History* (New York: Penguin Books, 2011) pp. 206—210.

[2] Jacobson v. Commonwealth of Massachusetts, 197 U. S. 11 (1905).

[3] 李广德：《美国强制疫苗接种案的司法审查标准——雅各布森案的法治遗产及其争议》，《环球法律评论》2022 年第 2 期。

况下推动多种疫苗接种的合宪性，例如儿童入学前免疫接种要求等。过去几十年中，随着国家卫生服务机构和联邦支持的社区基本服务中心的扩大，政府直接提供的服务活动逐渐增加。随着政策越来越关注需要直接服务的人的困境，群体健康与个体健康对政府公共卫生资源的争夺可能更加明显。

总而言之，美国卫生服务监管的整个体系充满了矛盾、冲突与争论，通过不同视角下的规则分析与规范执行，相对较好地保持了监管与利益之间的平衡，为医疗卫生事业的发展提供了支持。确保执法者合法正当、必要地监管，而行政相对人的权利与诉求也能得到保障与倾听。当卫生服务体系变得更复杂时，其监管体系也在不断发展，这种发展更深入地推动了卫生服务监管领域多样化的投入和创新。

第五章　医改督导的发展与演进

随着人民生活水平的不断提高，人们越发地重视健康。改革开放以来，我国对医疗卫生事业进行了大刀阔斧的改革，取得了较为显著的成效。但是，随着国内人口基数增加、老龄化不断加剧等现实问题日益突出，国家开始了一系列的医药卫生体制改革（以下简称医改）。医改是对历史上医药卫生体制改革政策的继续和深化，医药卫生体制改革作为中国一项基础的改革项目，从未停止改革的步伐。经过40多年的改革和完善，中国医改取得了巨大的成效，贯彻落实新发展理念，始终坚持以人为本，群众"看病难，看病贵"的问题逐步缓解，实现了居民普遍享受基本医疗卫生服务，为人民群众的健康提供制度保障。当然，医改本就是一个复杂的系统，其涵盖领域广，每项政策的出台都需要因地制宜，之后经过不断打磨，专题讨论、评价，得到进一步的完善和落实。因此，医改督导的重要性就不言而喻了。医改督导是中央和各级卫生健康行政部门推动改革进程的有效途径，经过10多年的运用和实践，积累了丰富经验，导向性更加明确，对推动医改政策举措落实落地发挥了重要作用。

第一节　医改督导的发展

一、中国医改及其督导体制的历史沿革

（一）中国医改的历史沿革

深化医药卫生体制改革是我国改革开放的重要组成部分，不同时期其改革的重点不同。从宏观上划分，大致经历了两个时期：1978—2011 年，改革开放时期，主要是适应社会主义市场经济；自 2012 年起，中国特色社会主义进入新时代，主要是医改持续深化和全面建设健康中国。从微观上划分，当前学者将其大致分成以下阶段。

1978 年至 1984 年，医改发展的初级阶段。党的十一届三中全会开启了改革开放和社会主义现代化建设历史新时期，提出大力建设卫生现代化的目标，尝试运用经济手段管理卫生事业，并开始对部分医院实行改革试点。经过一段时间的探索，在一定程度上纠正了医疗卫生事业的偏差。

1985 年至 1991 年，医改发展的探索阶段。伴随着经济体制改革，医改以"放权让利"为主要特点。1985 年，国务院批转卫生部《关于卫生工作改革若干政策问题的报告》，提出"放宽政策，简政放权，多方筹资，开阔发展卫生事业的路子，把卫生工作搞好"。本阶段重点关注医疗卫生管理体制以及运行机制建设，并没有开展较大的改革尝试。

1992 年至 1999 年，医改发展的深化阶段。医改适应社会主义市场经济，在前一阶段改革的基础上进一步深化。相应地，1992 年，卫生部印发《关于深化卫生改革的几点意见》，提出"以工助医、以副补主"，推动市场化、社会化改革。1997 年，中共中央、国务院印发《关于卫生改革与发展的决定》，提出建立有责任、有激励、有约束、有竞争、有活力的公立

医院运行机制，将医疗机构区分为"营利性"和"非营利性"两类，放开大部分药品价格。其间，对医改具体以市场还是以政府为导向存在较大的争论，但已经开始触及改革核心，为此后医改发展奠定了基础。

2000年至2008年，医改进入"三医"联动改革阶段。2000年，国务院办公厅转发国务院体改办等八部门《关于城镇医药卫生体制改革的指导意见》，2006年，国务院印发《关于发展城市社区卫生服务的指导意见》，推行城镇居民基本医疗保险试点。由此，医改进入快速发展时期，本阶段实现了"三改并举"，特点是以城镇职工基本医疗保险制度改革为重点，同步推进医疗机构和药品生产流通体制改革。

2009年至2011年，新一轮医改起步阶段。2009年3月，中共中央、国务院印发《关于深化医药卫生体制改革的意见》，要求公共卫生体系、医疗服务体系、医疗保障体系、药品供应保障体系四大体系相辅相成、配套建设、协调发展，提出了"有效减轻居民就医费用负担，切实缓解'看病难、看病贵'"的近期目标，以及"建立健全覆盖城乡居民的基本医疗卫生制度，为群众提供安全、有效、方便、价廉的医疗卫生服务"的长远目标。2009年至2011年，国家着力推进建设基本医疗保障制度、建立国家基本药物制度、健全基层医疗卫生服务体系、促进基本公共卫生服务均等化和公立医院改革试点五项重点改革，积极稳妥推进医药卫生体制改革。

2012年至2017年，新一轮医改突破阶段。党的十八大以来，中国特色社会主义进入新时代，以习近平同志为核心的党中央把保障人民健康放在优先发展的战略位置，将深化医改纳入全面深化改革统筹推进，实行医疗、医保、医药联动改革。2016年，全国卫生与健康大会召开，习近平总书记出席大会并发表重要讲话，明确基本医疗卫生五项制度建设。2017年9月，全国公立医院全部取消药品加成，破除公立医院"以药补医"机制，推动建立公立医院运行新机制。同时，分级诊疗、全民医保、现代医院管理、药品供应保障、综合监管等制度建设不断完善。

自 2018 年起至今，新一轮医改的持续深化阶段。深化医改遵循"一个转变、两个重点"的思路，即持续推动从以治病为中心转变为以人民健康为中心，持续推进解决"看病难、看病贵"问题，全面推进健康中国建设。这个时期的改革特点以降低药价为突破口，为调整医疗服务价格提供空间，使公立医院收入结构趋向合理，促进公立医院建立新的运行机制，促进改革系统集成、落地见效。2022 年，党的二十大报告对深化医药卫生体制改革作出新的部署，为未来一个阶段深化医改指明了方向，提供了遵循。

（二）中国医改督导制度的历史沿革

一分部署，九分落实。一项政策的贯彻落实需要经历制定、执行、监督、评价和反馈，形成一个完整的闭环。只有这样，政策才能不断完善，从而发挥其作用。中国医药卫生体制经过多轮改革，从"摸着石头过河"到近年来趋于成熟。特别是进入 21 世纪以来，医药卫生体制改革成为各级政府主抓的改革项目。2009 年新一轮深化医改启动后，国家从强化医改顶层设计开始，连续几年密集出台有关政策文件，逐步完善制度体系。为推动改革举措落地见效，国务院医改领导小组同步建立医改督导机制，最初几年多为对局部试点、专项工作的督导。随着政策体系的不断完善和医改工作的推进，医改督导工作力度不断加大，从专项督导发展到专项督导和综合督导相结合，从局部地方医改督导到全国大范围医改督导。通常认为，中国医改督导进入制度化、系统化阶段的时间始于 2013 年，即原国家卫生计生委成立，并作为国务院医改办承担深化医改的督导指导等工作职责，进一步确定了医改督导的长效机制。2013 年到 2018 年，国务院医改办每年组织医改综合或专项督导工作，先后对基层医改政策落实、县级公立医院综合改革试点、分级诊疗制度建设、药品流通领域改革等开展了督导，督导体系和形式日趋成熟规范。

2018年10月，中共中央办公厅印发《关于统筹规范督查检查考核工作的通知》，要求各部门进一步改进工作作风，规范各领域督查考核工作，严格控制总量，突出督导考核实效，切实落实中央为基层减负的精神。按照此要求，2019年以来，深化医改相关工作纳入国家卫生健康委的综合督察，统筹开展。

二、中国医改及其督导体制的构成现状

本书所研究的医改，即医药卫生体制改革，与前几个阶段中的改革相比，更加突出了以人民健康为中心，旨在解决"看病难、看病贵"的问题。2009年，中共中央、国务院颁布《关于深化医药卫生体制改革的意见》，启动新一轮医改，该意见系统分析了医药卫生的新需求和新趋势，重点推动五项改革，包括完善医药卫生四大体系（公共卫生服务体系、医疗服务体系、医疗保障体系、药品供应保障体系），建立覆盖城乡居民的基本医疗卫生制度。医改是一项极其庞大的系统工程，并不是一蹴而就的，不同时期具有不同的矛盾，需要把握改革发展的主线，因时因势采用合理的政策，推动医改工作不断深入。2022年7月22日，国家卫生健康委新闻发布会表示，党的十八大以来，医改工作顺利开展，取得了较为显著的成效。深化医改坚持以人民为中心，把保障人民健康放在优先发展的战略位置上，推动优质医疗资源的扩容下沉，提高基层服务能力，使得就医秩序更趋合理，有效地缓解了群众"看病难"的问题；通过开展集中带量采购降低药品价格、在全国基本实现医保地市级统筹、稳步提高基本医保报销比例等，一定程度上缓解群众"看病贵"问题。但是医改仍然面临诸多挑战，特别是新冠疫情的全球大流行，一定程度上冲击了现有的医药卫

生体制，从而倒逼改革进一步深化。

医改督导长效机制推动医改重点工作任务的落实，起着指挥棒、推进器的作用。督导除了有监督检查功能外，还发挥了引导指导作用，有利于更好地传达中央精神，并在督导过程中发现问题，从而找路径解决问题，深刻贯彻落实了以人民为中心的核心理念。当然，当前医改督导工作还存在一些问题有待进一步改善。首先，医改督导体系还需要进一步完善，包括制定医改督导工作方案，进一步完善医改督导指标的选取，前期对参与督导工作人员的培训；其次，国家层面的其他督导，如"健康中国"等与医改督导内容存在重叠，应强化结果的统筹使用，避免重复督导；最后，医改督导效果不够明显，部分地区仍没有将医改督导的结果与当地政府绩效考核挂钩，使得部分地方政府对医改工作的重视程度不够。

第二节　医改督导的演进

医改督导组织机构的历史变迁与医药卫生体制改革政策的发展变化有关。相关研究表明，改革开放后医疗改革于 1985 年正式启动，[①] 随后医疗领域改革的综合政策及专项政策逐渐增多，为后续开展医改督导工作提供了前期的政策基础，对医改政策落实情况的调研和监督检查逐步开展起来。如 2008 年，由卫生部带队的 10 个调研组围绕深化医药卫生体制改革在全国各地开展专题调研。总体而言，在 2009 年之前，医改督导组织机构尚未建立健全，对医改落实情况的调研与检查带有临时性、运动式治理的特征，未形成规范化的操作流程。2009 年，新一轮深化医药卫生体制改革正式启动后，就建立分级诊疗制度完善基本医疗保障、药品供应保障体

---

① 姚力：《从卫生与健康事业发展看新中国 70 年的成就与经验》，《毛泽东邓小平理论研究》2019 年第 11 期。

系、深化公立医院改革、建立完善综合监管制度等方面出台了改革举措，提出了更明确的要求。相应地，为确保医改政策的落实与医改的推进需要加大医改监督指导力度，促使医改督导组织结构进一步完善，医改督导制度也在此背景下逐渐形成和发展。根据政策文件以及组织机构的变化，学者将医改督导制度的变迁大致划分为三个阶段。

一、初创期：医改督导制度基本形成（2008—2012 年）

医改督导工作伴随我国深化医药卫生体制改革而出现。2008 年，国务院办公厅印发《关于成立国务院深化医药卫生体制改革领导小组的通知》，成立国务院医改领导小组，负责组织领导全国深化医改工作，国务院医改办工作由国家发展改革委承担，具体职责包括督查落实国务院医改领导小组会议议定事项和承办领导小组交办的其他事项。此时，医改督导的组织机构初步建立，但是缺乏相关的配套措施，该阶段处于初创期探索阶段。2010 年，中央编办批复了国务院医改办的机构设置，明确了编制，专职负责医改工作。此后，国务院医改办由临时机构变为常设机构，医改督导制度也随着国务院医改办的常设而变成一项稳定的、常态化的制度，医改督导制度基本形成（见表 5 - 1）。

表 5 - 1　医改督导初创期的相关政策

时间	相关政策	具体内容
2008 年	《关于成立国务院深化医药卫生体制改革领导小组的通知》	国务院医改办工作由国家发展改革委承担，具体职责包括督查落实国务院医改领导小组会议议定事项和承办领导小组交办的其他事项
2010 年		中央编办批复了国务院医改办的机构设置，明确了编制，专职负责医改工作

二、深化期：医改督导制度推进发展（2013—2017 年）

医改督导制度基本形成后，随着一系列相关政策及会议决定的发布，医改督导工作持续发展（见表 5 - 2）。2013 年 3 月，根据第十二届全国人民代表大会第一次会议批准的《国务院机构改革和职能转变方案》和《国务院关于机构设置的通知》，设立国家卫生和计划生育委员会（以下简称国家卫生计生委）。2013 年 6 月，《国务院办公厅关于印发国家卫生和计划生育委员会主要职责内设机构和人员编制规定的通知》提出，将国家发展改革委承担的国务院医改办职责，划入国家卫生计生委。该文件提出增设体制改革司承担国务院医改领导小组及其办公室的具体工作，负责研究提出深化医药卫生体制改革重大方针、政策、措施的建议，督促落实领导小组会议议定事项，承担组织推进公立医院改革工作。同年 12 月，中共中央政治局会议决定成立中央全面深化改革领导小组（以下简称中央深改组），作为党中央的决策议事协调机构，在中央政策研究室下设办公室负责小组的日常事务和部署重大改革政策的督查督导工作。总体上，中央深改组在相关改革领域承担顶层设计、总体布局、统筹协调、整体推进和督促落实等工作，① 在重大改革事项的落实方面发挥督察、督办、反馈与修正的作用。② 2014 年，中央深改组第一次会议决定在中央深改组下设 6 个专项小组③，其中社会体制改革专项小组与医改相关，其对医改实施的督促、检查与指导受中央深改组及其办公室的领导与协调。如 2016 年，国务院医改办组织开展的卫生计生改革举措落实情况督查工作，就是在中央深改组办公室的统一部署下开展的。中央深改组成立后，医改工作受到中央深改组和国务院医改领导小组两个层面的领导决策，两个小组均有部署医改督导督查的权力。

---

① 《中共中央政治局决定成立中央全面深化改革领导小组》，中国政府网，http：//www.gov. cn/ldhd/2013 - 12/30/content_ 2557318. htm。

② 毕晓梅、郑维伟：《健全党中央对重大工作的领导体制机制——以中央全面深化改革领导小组为例》，《新视野》2020 年第 3 期。

③ 《习近平主持召开中央全面深化改革领导小组第一次会议》，人民网，http：//politics. people. com. cn/n/2014/0122/c1024 - 24199431. html。

2018年3月，中共中央印发的《深化党和国家机构改革方案》指出，中央全面深化改革领导小组改为中央全面深化改革委员会（以下简称中央深改委），仍负责相关领域重大改革工作的顶层设计、总体布局、统筹协调、整体推进和督促落实，其办公室也继续承担对医改督导工作的领导和部署的职责。此外，在此次机构改革方案中，新组建了国家卫生健康委，原设于卫生计生委的国务院医改办更名为国务院医改领导小组秘书处，继续作为国务院医改领导小组的办事机构，秘书处仍设在卫生健康委，由体制改革司承担具体工作。（见表5－2）

表5－2　医改督导深化期的相关政策

时间	相关政策和会议	具体内容
2013年	《国务院机构改革和职能转变方案》	组建国家卫生和计划生育委员会。将国家人口和计划生育委员会的研究拟订人口发展战略、规划及人口政策职责划入国家发展和改革委员会。不再保留卫生部、国家人口和计划生育委员会
2013年	中共中央政治局会议	成立中央全面深化改革领导小组作为党中央的决策议事协调机构，主要负责相关改革领域的顶层设计、总体布局、统筹协调、整体推进和督促落实
2014年	中央深改组第一次会议	通过了中央深改组下设6个专项小组名单的决定，其中与医改政策有关的是社会体制改革专项小组
2018年	《深化党和国家机构改革方案》	国务院医改办的职责转移至新组建的国家卫生健康委，不再设立国务院医改办，改设国务院医改领导小组秘书处作为医改领导小组的办事机构

三、规范期：医改督导制度持续完善（2018年至今）

随着各部门督查督导工作的不断开展，实践中暴露出名目繁多、频率过高、多头重复、重留痕轻实绩等问题，[①] 地方政府和基层部门不堪重负。

---

① 徐湘林：《新时期我国督查制度和运行机制的再认识》，《中国行政管理》2019年第12期。

2018年10月，为克服形式主义、官僚主义，减轻基层工作负担，中共中央办公厅印发《关于统筹规范督查检查考核工作的通知》，对督查检查考核工作的管理方法、检查方式和考核评价体系的设置提出了新要求，指出要实施计划管理、清单管理，实行年度计划与审批报备制度，严格控制总量，强化督查检查结果的分析运用。2019年3月，中共中央办公厅又印发《关于解决形式主义突出问题为基层减负的通知》，再次强调加强计划管理和监督实施，着力解决督查检查考核过多过频、过度留痕的问题。医改督导工作隶属于这两项政策所针对的政府督查检查考核工作，在上述政策的强力约束与规范下，医改督导制度逐渐完善且走向规范化，逐渐步入规范期（见表5-3）。

表5-3　医改督导规范期的相关政策

时间	相关政策	具体内容
2018年	《关于统筹规范督查检查考核工作的通知》	对督查检查考核工作的管理方法、检查方式和考核评价体系的设置提出了新要求，指出要实施计划管理、清单管理，实行年度计划与审批报备制度，严格控制总量，强化督查检查结果的分析运用
2019年	《关于解决形式主义突出问题为基层减负的通知》	再次强调了加强计划管理和监督实施，着力解决督查检查考核过多过频、过度留痕的问题
2020年	《关于持续解决困扰基层的形式主义问题 为决胜全面建成小康社会提供坚强作风保证的通知》	进一步改进督查检查考核方式方法，严格计划管理和备案管理，强化对计划事项的监督执行；探索运用"互联网＋督查"，让数据多"跑腿"，让干部群众少"跑路"
2020年	《政府督查工作条例》	明确了政府督查的职责边界和实施主体以及政府督查可以采取访谈、暗访、听证、评估、约谈、调阅复制材料、"互联网＋督查"等方式

第六章　医改督导的模式与经验

第一节　医改督导的职权构成

2018 年，国务院办公厅印发《关于调整国务院深化医药卫生体制改革领导小组组成人员的通知》，进一步调整医药卫生体制改革领导小组成员（见表 6 – 1）。

表 6 – 1　深化医药卫生体制改革领导小组成员

深化医药卫生体制改革领导小组构成	部门
副组长单位	发展改革委、卫生健康委、财政部、人力资源社会保障部、医保局
成员单位	中央宣传部、中央编办、中央网信办、发展改革委、教育部、工业和信息化部、民政部、财政部、人力资源社会保障部、商务部、卫生健康委、市场监管总局、医保局、中医药局、药监局、中央军委后勤保障部卫生局

2018 年 3 月，《深化党和国家机构改革方案》出台，医改组织机构进行了新的一轮调整。该文件指出，原国务院医改办的职责将转交给新组建的卫生健康委，取消国务院医改办，改设国务院医改领导小组秘书处作为医改领导小组的办事机构，负责研究提出深化医药卫生体制改革重大方

针、政策、措施的建议，督查落实领导小组会议议定事项。医改督导工作
通常分为综合改革督导与专项改革督导两种类型，国务院医改领导小组秘
书处牵头设立医改督导组作为执行机构，对地方各级政府部门、机构的医
改政策落实情况进行检查、监督与指导，并形成督导报告，报送有关部门
并反馈给地方。督导组内成员单位负责配合开展督导工作，参与督导以及
调研报告的起草工作。督导组专家成员则负责收集与核实医改相关材料，
参与督导及调研报告起草工作。总而言之，医改督导组织由政府组织内部
的横向部门结构、纵向组织结构以及权责结构共同构成。

除此之外，国家在 2014 年自查和实地督查基础上引入第三方评估，推
动了政府管理方式的重大创新。① 此后，2016 年，《"健康中国 2030"规划
纲要》以及《深化医药卫生体制改革 2016 年重点工作任务》出台，文件
进一步提出发展第三方评价。2018 年，中共中央办公厅印发的《关于统筹
规范督查检查考核工作的通知》提出改进方式方法，强调优化第三方评
估，创新督查检查考核方式，提高督查检查考核的质量和效率。在医改督
导实践中，第三方评估机构由医疗卫生及医改相关领域专家组成，受政府
委托对医药卫生体制改革重点任务进行专题评估，以深入了解医改进展和
成效。

第二节　医改督导的实施机制

当前，我国政府督查检查机制包括统筹协调机制、分级负责机制、协
同配合机制以及动态管理机制。② 医改督导工作是针对医改政策以及工作

---

① 《政府管理方式的重大创新——国务院督查引入第三方评估的启示》，中国政府网，http：//
www. gov. cn/xinwen/2014 – 08/31/content_ 2742881. htm。

② 徐湘林：《新时期我国督查制度和运行机制的再认识》，《中国行政管理》2019 年第 12 期。

落实情况的检查与指导，在此过程中，首先，上级政府根据中央政策指令、医改督导目标拟定督导方案。其次，相关职能部门根据拟定的督导方案，对整个督导任务进行分解，共同组成医改督导组，加强各级政府、各部门与党的督导工作的衔接与配合。在督导过程中及时掌握动态，对医改工作台账、工作进展、结果运用进行全程跟踪督导，以便掌握整个督导进展情况。最后，医改督导组根据督导结果拟定督导调研报告，阐明发现的问题，协商提出指导方案并分析医改过程中出现问题的症结所在并将督导情况一并反馈给被督导机构或地方。因此，统筹协调、协同配合、动态管理以及信息反馈成为医改督导工作实施机制的重要步骤。

一、主体的协同配合机制

统筹协调强调在某一领域的公共事务中，通过党政权威动员组织成员，协调分配责任，完成目标任务。中央相关部门领导在统筹协调机构中任职，构建空间维度自上而下的党政分级统筹机构，协调各部门组织行动，有助于发挥中国共产党总揽全局、协调各方的领导作用。[1] 因此，建立起一个结构合理、整体统一的领导机构，强化改革的统筹协调是确保改革系统性、协调性的重要前提。在医改督导工作中，各级深改委与医改领导小组发挥议事决策与统筹功能，协调各部门组建医改督导组执行督导任务（见图6-1）。在实践上，医改督导政府间的纵向协调整体大致呈现出"中央-省级"、"省级-市级"、"市级-县级"以及跨级督导等类型。其中，"中央-省级"纵向统筹协调包括中央政府对省级政府及其相关职能部门的督促指导，并协调相关职能部门组织医改督导组对省级进行医改政策落实情况的检查与指导，长期发挥总体设计与医改督导领导部署的作

---

① 吕志奎、钟小霞：《制度执行的统筹治理逻辑：基于河长制案例的研究》，《学术研究》2022年第6期。

用；"省级－市级"统筹协调具体工作安排由省级相关职能部门研究决定，就督导内容、督导方式、督导分工及时间安排等进行统一的部署，针对具体改革任务落实情况展开督导；以此类推，"市级－县级"的医改督导统筹协调与上述流程大致相同；此外，跨级督导指的是"中央－市级""省级－县级"的督导形式。

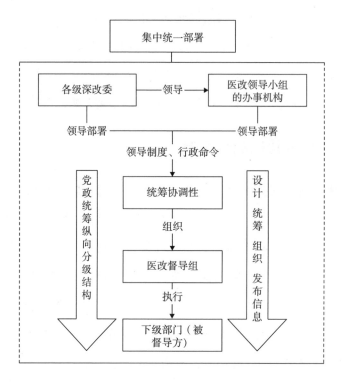

图6－1　领导统筹协调机制

实现政策目标除了依靠自上而下的控制与命令，还取决于多方行动者之间的互动与参与，以及多方行动者在互动过程中形成的信任与信念，选择适当的协调机制与管理策略来推动政策目标的实现，[1] 督查检查有效的前提是相关部门间的协同配合。部门协调配合指的是承接任务的各个职能

---

① 丁煌、定明捷：《国外政策执行理论前沿评述》，《公共行政评论》2010 年第 3 期。

部门基于分工，为实现共同任务目标加强各级政府部门的合作以实现汇聚分担力量、避免摩擦内耗、相互合作共为的应然性效应。① 在医改督导中强调各级政府、检察审计、社会组织与党的督导工作的衔接，力图实现多元监督主体的协同配合（见图6-2）。医改督导协同不仅强调内部业务协同配合，而且重视外部监督协同配合。其中，内部业务协同配合指的是各级政府部门根据上级任务分工，加强督导工作的衔接与配合。如2015年初，原国家卫生计生委建立了委领导医改重点联系省份分工制度，每位委领导负责重点联系3～4个省份，并确定1个司局具体联系1个省份。外部监督协同配合指的是发挥社会组织、新闻媒体的监督作用，避免出现发现问题不及时、处理不够坚决、整改不彻底等现象，通过外部监管力量对内部监督实行再监督，强化内部监管的效力，实现多元监督主体的协同配合。

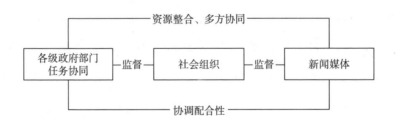

图6-2　部门协同配合机制

二、信息的反馈运用机制

信息传播是政治生活中的普遍现象，是政治统治得以有序进行的基本

---

① 石亚军、程广鑫：《优化部门协同：理顺部门非对称协调配合关系的应对——以防控新冠疫情为例》，《政法论坛》2021年第1期。

手段，① 信息的沟通和传递又是科层系统运行的重要组成部分。督查工作是上级决策部门为解决与下级执行部门信息不对称而延伸出来的。② 在医改督导实践中，医改督导组织发挥着信息收集与反馈功能，③ 医改督导组织通过"科层的运动"④ 为中央决策机构与下级执行机构的信息联通提供了信息沟通与反馈渠道，医改督导组既向上级决策机构（国务院医改领导小组和/或秘书处）提交医改督导报告，又向下级政府（被督导方）反馈医改督导意见。结果运用是督导的最后一个环节，督查结果的有效运用是倒逼各单位狠抓落实的关键。《政府督查工作条例》对督查结论有详细的要求，如"县级以上人民政府在政府督查工作结束后应当作出督查结论。与督查对象有关的督查结论应当向督查对象反馈"。在医改督导中，深化督导结果的运用是完成医改督导工作闭环的最后一步，为下一步医改工作开展指明方向。实践中，由各医改督导组完成督导工作后，牵头单位需将调研督查报告和意见反馈提交至国务院医改领导小组秘书处，由其起草调研督查报告并对各省意见反馈有关内容进行核对。在医改督导中，督导结果运用参考《政府督查工作条例》中关于督查结论作用的解读包括以下内容。⑤ 其一，用于表扬、激励、批评或者追究责任，将督导结果直接与财政资金的分配挂钩；其二，推进医改工作的落实，依据督导结果促落实，发挥目标导向作用，同时也是核查督导整改情况的依据。此外，医改工作中形成的经验亮点通过督导结果提炼得以推广。总

---

① 唐玉环：《论构建促进农民政治认同的信息传播机制》，《湖南师范大学社会科学学报》2006 年第 6 期。

② 徐湘林：《新时期我国督查制度和运行机制的再认识》，《中国行政管理》2019 年第 12 期。

③ 王姣：《国务院大督查的制度功能与运行机制——基于跟进式反馈理论的分析》，《领导科学》2021 年第 2 期。

④ 陈家建：《督查机制：科层运动化的实践渠道》，《公共行政评论》2015 年第 8 期。

⑤ 《督查结论有何作用》，中国政府网，http：//www.gov.cn/xinwen/2020－12/30/content_5575267.htm。

体上，医改督导结果运用与信息反馈如图 6-3 所示。

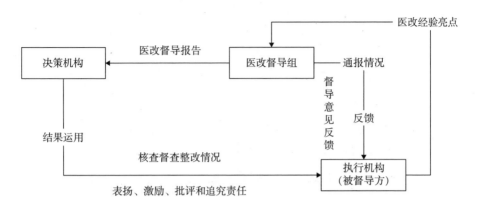

图 6-3　医改督导结果运用与信息反馈机制

综上所述，医改督导组织在执行结构和机制设计上，上级决策机构发挥党政统筹协调作用，围绕领导部署工作任务，协调成立组织、组织发布信息等工作展开。同时，各级部门横向协同配合建立信任机制，关注医改过程，跟踪督办，建立良性互动，最终建立信息反馈机制，发挥医改督导组织的承接作用，向决策机构提交医改督导报告与督导意见反馈，向下级执行机构反馈医改督导报告、督导意见反馈以及情况通报。总体上形成了纵向分级职责明确与横向协同配合的多中心监督主体良性组织结构，紧跟动态管理过程检查，发挥组织的信息反馈与结果运用于一体的良性医改督导组织（见图 6-4）。本章案例分析框架将从统筹协调、协同配合、动态管理、信息反馈与结果运用等维度探讨医改督导组织评价工作，明确地方政府医改督导组织职权构成，探究其具体的操作化流程，以明晰地方政府在开展医改督导工作时如何统筹、如何协同、过程如何管理、信息如何反馈及结果如何运用等。

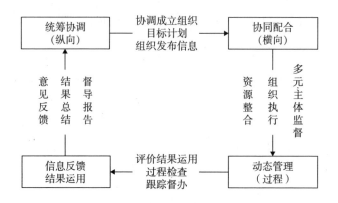

图6-4 医改督导分析框架

三、业务的动态管理机制

医改督导工作过程呈现动态管理特征，而过程本身是一种独立的解释维度和解释变数，[1] 重视医改督导组织实施过程把握其动态利于实现常态化监管。具体而言，在医改督导组织开展医改政策落实情况工作中，医改督导组须把握整个流程的动态管理特性，督促检查医疗机构会同有关部门建立工作台账，细化任务分工，明确负责单位，实现医改政策实施的常态化监测，并将监测结果运用到医改督导的实施中（见图6-5）。全流程建

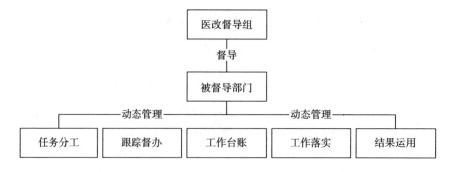

图6-5 过程动态管理机制

---

① 孙立平：《实践社会学与市场转型过程分析》，《中国社会科学》2002年第5期。

立过程检查，把握医改政策实施的常态化监测，将有助于实现医改政策落地实施及实施过程中发现问题，为适时调整完善政策提供助力，以此促进形成医改政策落实与不断完善的良性循环。

第三节　医改督导的地方经验

一、医改督导的河北省做法

（一）医改督导实施背景与实施阶段

1. 实施背景

2009 年，中共中央、国务院《关于深化医药卫生体制改革的意见》发布，拉开了国家新一轮医改大幕。为贯彻落实党中央、国务院决策部署，河北省配套出台了《河北省医药卫生体制改革近期重点实施方案（2009—2011 年)》《河北省人民政府关于基层医药卫生体制综合改革试点的实施意见》等系列文件，明确了河北省医改路线图，也为河北省实施医改督导工作奠定了坚实的政策基础。为准确掌握各地年度医改重点工作任务完成情况，科学评估各地工作进展，切实推动各项改革任务落地见效，河北省启动医改督导工作。

2. 实施阶段

河北省医改督导工作始于 2014 年。[①] 为提高市县党委、政府的重视程度，河北省深化医药卫生体制改革领导小组（以下简称省医改领导小组）借鉴人口计划生育目标管理责任制考核形式，联合省计划生育领导小组共同以省委、省政府名义组织开展考核。随着机构改革后计划生育工作逐渐

---

① 《卫生计生委举行河北医改工作情况媒体沟通会》，国务院新闻办公室网，http：//www. scio. gov. cn/xwfbh/gbwxwfbh/xwfbh/wsb/Document/1623147/1623147. htm。

弱化，自 2016 年开始，医改考核得以单独组织实施。2018 年，原国家卫生和计划生育委员会正式更名为国家卫生健康委员会，医改考核作为国家卫生健康委员会唯一保留的考核项目被纳入省委、省政府年度考核计划，作为单列的项目进行考核。同年，河北省深化医药卫生体制改革领导小组办公室（以下简称省医改办）发挥牵头作用，积极协调省委督查室、省政府督查室和省委改革办，建立医改专项督导机制。总的来看，河北省的医改督导工作可以划分为三个阶段，分别为初期阶段、推进阶段、深化阶段（见图 6 - 6）。

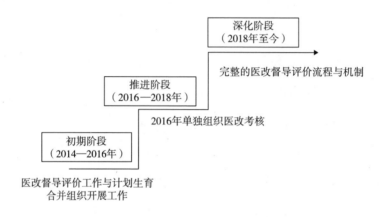

图 6 - 6 河北省医改督导工作阶段

初期阶段（2014—2016 年）：深化医药卫生体制改革牵总工作刚刚由发展改革部门移交至原国家卫生和计划生育委员会，各地医改办普遍反映，原卫生和计划生育委员会发挥牵头协调作用较为吃力，各级政府层面的组织推动必不可少。因此，河北省医改办借鉴人口计划生育目标管理责任制考核形式，谋划构建以年度重点工作任务为核心的医改年度考核指标体系，组织工作借助由省委、省政府组织的计划生育目标责任制年度考核来完成，全面提高各地党委、政府的重视程度和部门的配合力度。具体组织层面是由省计划生育领导小组办公室和省医改办共同牵头，抽调相关部门人员和专家组成考核组，每组均由一名厅级领导带队，两名正处级干部担任副组长，分别带领3～4名组员具体负责计划生育工作和医改工作考核。

推进阶段（2016—2018年）：随着计划生育政策逐步放开，计划生育年度考核自2016年以后不再组织。在领导的积极推动下，医改考核得以保留并继续沿用前期的考核模式，最终不断完善形成长效机制。

深化阶段（2018年至今）：在大幅精简考核数量、减轻基层负担的前提下，经省政府研究决定继续保留医改考核，并将考核对象扩展到省直公立医院。同时借助省委督查室、省政府督查室和省委改革办的力量，共同组织专项督导，联合印发督查通报，结果作为年度各市党委、政府考核评价的重要依据，进一步深化形成横向到边、纵向到底的医改督导机制。

河北省的医改督导机制，在统筹协调上，以省政府名义对各地医改工作进行考核并通报结果，提高了市县党委、政府的重视程度；在协同配合上，在省委、省政府的领导下，省医改办发挥牵头作用，协调各相关部门统一调度医改考核事项，联合省委督查室、省政府督查室和省委改革办建立联合督查机制，切实强化了部门的合力；在信息反馈上，考核结果及所有扣分原因均一对一向被考核对象反馈，整改情况纳入下一年度考核内容，形成了持续跟踪问效的管理闭环；在结果运用上，考核督查结果纳入党政领导班子考核内容，并与资金分配挂钩，全面发挥了考核指挥棒作用。

（二）医改督导形式

目前，河北省医改督导工作包括三种形式，具体为现场考核、专项督导和日常性评价。

1. 现场考核

现场考核是指以年度为时间维度对各地各部门落实医改政策与年度重

点任务情况进行的实地考核，一般由省医改办于下一年第一季度组建考核组，分赴各地开展听取汇报、座谈交流、查阅资料和现场核查等工作。

2. 专项督导

专项督导是指对医改某一具体工作或者临时性改革任务进行督导检查，具有临时性特征。包括两种类型：一种是根据中央临时性的工作安排和指令要求或根据省级层面年度重点工作推进情况对某一具体工作开展的专项督导，如2020年乡村一体化的专项督导和2022年紧密型县域医共体督导。另一种是由相关部门、处室根据工作需要自行组织的专项督导，不再由省医改办牵头，具体的督导内容和督导时间由各部门、处室自行确定，给予其充分的自主权。如河北省医保局打击欺诈骗保专项督导、疫情防控专项督导和县级公立医院示范创建专项督导等。

3. 日常性评价

日常性评价是指通过日常掌握情况对医改政策落实进行评价的一项常规化操作，通常由各相关部门自行组织安排，主要依据市县相关业务部门填报的医改工作台账或直接抓取的改革数据进行评价，起到实时监测的作用。

以上三种是河北省医改督导工作的主要形式，彼此之间相互印证、相互补充，现场考核和日常性评价均是医改年度考核评价结果的组成部分，专项督导结果既可以作为医改年度考核评价内容，也可单独应用。

（三）医改督导实施过程与步骤

1. 高位推动——统一组织领导

在省医改领导小组领导下，河北省医改督导每年年初被列入省政府督查考核计划，以省政府名义印发考核实施方案和结果通报，省政府有关领导出席现场考核启动会，省委督查室、省政府督查室和省委改革办积极参与，为医改督导工作的顺利开展提供了坚实的外部力量（见图6-7）。

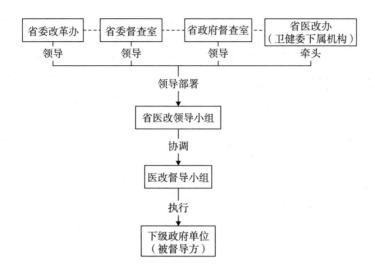

图 6 – 7   河北省医改督导统筹领导

2. 协同配合——组织实施过程

由于专项督导形式与现场考核基本一致，在此不再赘述。本部分重点围绕医改年度现场考核展开描述，分为实施前、实施中以及实施后三个阶段。

实施前。一是统一考核目标。医改督导工作开始前，省医改办会同医保、财政、人社等改革核心部门，结合国家与省级层面下发的年度医改重点工作以及省委、省政府的重点任务，制发考核指标体系并提前下发给被考核单位。同时，以省政府名义印发考核实施方案，明确医改督导的内容及方式。二是统一现场考核尺度。省医改办组织相关部门抽调专家组成考核组，并在赴基层考核前召开会议集中培训，统一解读医改考核评价的内容、方式、指标含义和赋分原则等，进一步提高医改督导工作的规范性、一致性，增加评价结果的公正性。

实施中。省医改办根据被考核单位数量设置 5 ~ 7 个考核组，由相关部门厅级领导干部带队分赴市县督导考核。组员人数视每年的指标数量分配 5~9 人，每组人数和专业构成基本一致。一般而言，每个地市的考核时间约两天，现场考核工作一周左右完成。

医改督导过程包括三部分：召开汇报座谈会、查阅资料和现场核查。一是召开汇报座谈会。该环节一般由被考核地政府分管负责同志根据座谈会参考提纲进行总体汇报，相关部门座谈交流，深入了解当地党委、政府研究解决医改重难点问题、年度重点工作完成情况及相关部门履行医改工作职责情况等（见表 6-2）。二是查阅资料。以 2018 年为例，被核查资料主要由党委政府、医改相关部门和卫生健康部门的工作情况组成，市、县两级需提供的材料大致相同（见表 6-3）。三是现场核查，即到公立医院、乡镇卫生院、医养结合机构等医疗卫生机构实地核验医改政策落实情况。以上现场考核内容结束后，市、县卫生健康部门负责人代表市、县党委政府对考核组廉政纪律执行情况填写反馈表并进行满意度评价。医改督导考核组带队领导、组长召集考核组全体人员分析情况，对考核评分表进行审核把关并签字封存带回。

表 6-2 河北省 2018 年度医改年终考核汇报座谈会参考提纲（部分）

汇报座谈会参考提纲
考核年度内市、县落实政府办医领导、保障、管理、监督四项责任情况，医改相关部门协同推进改革情况。市、县党委政府针对医改工作出台政策文件情况
市、县公立医院综合改革进展、工作亮点、面临的困难和问题；在建立健全现代医院管理制度、巩固破除以药补医成果、人事管理等方面取得的创新和突破、面临的困难和问题以及公立医院管理委员会职能发挥情况。市级指导县级公立医院综合改革示范创建活动情况
市、县党委政府分级诊疗工作推进情况，特别是在医联体建设和家庭医生签约政策落实方面的进展和成效，工作亮点及存在问题。公立医院就医流向变化情况及产生原因分析
市、县在医保支付方式改革方面取得的进展和成效，在发挥医保杠杆作用方面进行的积极探索

资料来源：河北省医改办《关于做好 2018 年度深化医药卫生体制改革年终考核暨县级公立医院综合改革示范创建验收有关工作的通知》。

表 6-3 2018 年河北省年度医改年终考核需提供的资料（部分）

级别	党委、政府医改工作情况	级别	党委、政府医改工作情况
市级	市委深改组会议、市政府常务会等党政重要会议研究推进医改重大事项会议记录（纪要）	县级	组建公立医院管理委员会的文件，明确政府、部门、医院责权，召开会议研究重大事项的记录（纪要）
	落实政府六项投入政策的有关文件及财务凭证		将医改工作纳入党委、政府目标管理责任制考核并组织开展考核的有关文件资料
	医改相关部门医改工作情况		
	医疗服务价格调整有关政策文件和组织实施工作记录		**医改相关部门医改工作情况**
	基本公共卫生服务政府补助标准有关文件及资金拨付凭证		落实家庭医生签约服务费医保基金支付政策文件及有关凭证
	卫生健康（计生）部门医改工作情况		基本公共卫生服务政府补助标准有关文件及资金拨付凭证
	现代医院管理制度、省级试点医院章程制定有关文件和备案资料		**卫生健康（计生）部门医改工作情况**
	公立医院内部绩效考核方案及有关资料		公立医院内部绩效考核方案及有关资料
	医养结合有关政策文件及统计报表		

资料来源：河北省医改办《关于做好 2018 年度深化医药卫生体制改革年终考核暨县级公立医院综合改革示范创建验收有关工作的通知》。

实施后。现场考核工作结束后，带队领导召集本组成员在汇报座谈情况记录的基础上认真梳理、归纳总结，以市为单位形成医改工作的书面评价材料，重点写明考核中发现的亮点、问题以及对下一步医改工作的意见建议，由带队领导、组长签字后交省医改办整理汇总。各考核组在现场考核结束后规定时间内将医改考核有关资料（包括考核资料袋、各级汇报座谈原始记录及书面评价材料）交省医改办存档，省医改办梳理汇总各考核组督导结果，并听取专题汇报。此外，河北省医改督导工作的最初设计、具体执行以及后续结果运用全过程都在纪检监督下完成。

近年来，由于新冠疫情导致现场考核无法进行，现场考核多采取书面会审的方式。书面会审包括形式审核、市级自评、省级复核三个阶段（见表6-4）。

表6-4 河北省现场考核指标书面会审程序

程序阶段	具体内容
形式审核	在规定时段内各市医改办收集市本级和1个县（市、区）的相关材料，按要求报省医改办进行形式审核，省医改办对各市报送材料随报随审，指导各地完善上报资料
市级自评	在规定时段内各市医改办按照该年度深化医改考核评分表，收集市本级和辖区内所有县（市、区）需提供的佐证资料进行全面审核评分，并将评分情况及佐证资料按要求报送省医改办
省级复核	在规定时段内省医改办会同财政厅、人力资源社会保障厅、医保局等相关部门组织专家组进行集中会审评分，各市自评分值和复核分值不一致的将以复核分值为准

资料来源：《河北省医改办关于组织开展2020年度医改考核工作的通知》。

3. 及时反馈——结果通报与运用

河北省医改督导工作反馈为印发通报文件。现场考核不设反馈环节，考核结束后省医改办召开碰头会，各考核组逐一汇报现场考核情况后达成共识。专项督导由相关部门、处室根据督导结果印发专项通报，同时将纳入年度考核指标的专项督导结果报省医改办汇总。日常性评价结果直接报送省医改办，不再反馈各地。省医改办汇总现场考核成绩、专项督导结果和日常性评价情况后，通报相关部门，待省医改领导小组会议审议通过后以省政府名义下发，对成绩突出的市、县（市、区）提出表扬，对医改工作明显落后的市、县（市、区）视情况进行约谈。自2019年起，河北省医改办创新开展医改督导结果一对一反馈，其中数据类指标列明全省平均水平，其余扣分指标明确扣分原因并限期整改，整改情况纳入下一年度考核，真正做到以考核促落实，以考核促改进，以考核促提高，实现医改工作持续改进。

综上，河北省医改督导结果形成及信息反馈流程大致分为四个步骤。

第一步为现场考核，考核组进行评价赋分，专项督导共享督导结果，相关部门、处室进行日常性评价，综合形成督导原始分值；第二步为省医改办汇总各部分原始分值形成评价结果，并组织各医改相关部门召开会议达成共识；第三步将确定评价结果提交医改领导小组会议审议，并根据审议结果印发通报；第四步将医改督导结果和个性化问题一对一反馈给被督导单位。

河北省关于医改督导结果的运用已然成熟，医改督导结果与财政拨款直接挂钩，作为财政经费分配的重要因素。同时，在督导中发现的特色做法、突出亮点，省医改办以信息简报的形式进一步推广并上报给国务院医改领导小组秘书处、省委改革办和省医改领导小组，积极推荐典型、亮点，形成了中央、地方纵向上下联通配合，横向相关部门深度协同的医改督导信息反馈与结果运用机制（见图6-8）。

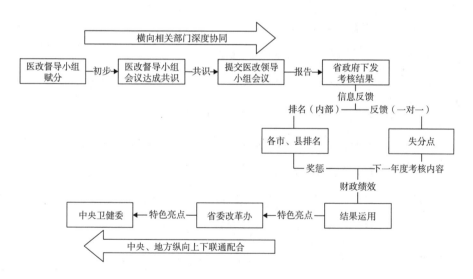

图6-8　河北省医改督导信息反馈与结果运用

综上，河北省医改督导形成了党委、政府统一部署，相关部门深度协同，医改任务强力推进的工作机制（见图6-9）。

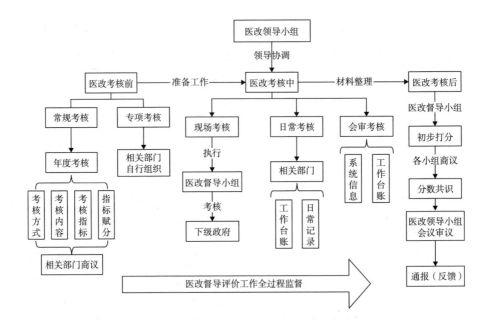

图6-9 河北省医改督导工作实施流程

（四）医改督导实施成效

1. 强领导，重联动，高位组织推动

河北省委、省政府高度重视医改工作，明确提出要完善考核机制，严格兑现奖惩，倒逼责任落实。经过连续8年组织开展医改督导，河北省切实建立起上下贯通、纵横联动的长效机制，全面推动各项改革任务的落地见效。从纵向看，河北省以政府名义自上而下组织开展医改年度考核，范围涵盖市县政府以及所有政府办公立医疗机构，全面评估全省医改重点任务推进落实情况；从横向看，医改年度现场考核、专项督导、日常性评价互为补充，医改相关部门共同参与，从不同角度、不同时机评价医改任务落实情况，织紧织密横向到边、纵向到底的医改督导网。

2. 定方向，明奖惩，注重结果运用

河北省医改督导围绕年度重点工作任务，聚焦改革推进的重点难点，注重定性定量评价相互结合，制定医改年度考核指标体系和重点督查计

划，力争准确反映各地改革实绩。同时强化结果反馈和整改落实，在通报结果表彰先进的同时，一对一反馈存在问题，既指出问题方便改进又明确差距激励后进；将问题整改完成情况纳入下一年度考核指标体系，督促整改落实，真正形成管理闭环，切实达到督促改革任务落实的目的。

3. 促落实，重实效，改革成效明显

河北省各级党委、政府把深化医改作为"一把手"工程来抓，13个市均调整实现市长任医改领导小组组长，实现一个领导统一分管医疗、医保、医药工作，统筹推进"三医联动"改革。分级诊疗、现代医院管理制度建设、医保支付方式改革等重点领域改革有序推进，公立医院精细化管理水平不断提升，公益性属性更加凸显。2017—2021年，巨鹿县、馆陶县、唐山市、秦皇岛市、唐县分别被国务院办公厅确定为公立医院综合改革成效明显的地方予以督查激励通报。

二、医改督导的浙江省做法

（一）医改督导实施背景与实施阶段

1. 实施背景

2015年，"健康浙江"纳入浙江省"十三五"规划并开展"健康浙江"考核评价工作。[①] 2016年出台《健康浙江2030行动纲要》，制定"健康浙江"考核实施方案（试行）、指标细则，把深化医改重点任务指标纳入对地方政府健康考核的重要内容，联动发展改革、财政、环保等多个省级部门积极参与，建立起党委统一领导、党政齐抓共管、部门通力协作的工作格局。据此，浙江省的医改督导工作纳入"健康浙江"的考核中，或

---

① 孙梦：《推进省域卫生健康高质量发展》，《中国卫生》2020年第10期。

者在综合监管中涉及。综上，国家层面发布有关医改督导工作相关的政策文件以及浙江省省级相关政策文件为浙江省的医改督导工作创造了政策环境。

2. 实施阶段

浙江省在 2015 年成为省级医改综合试点之一的省份，随后"健康浙江"纳入浙江省"十三五"规划，浙江省委、省政府成立"健康浙江"建设领导小组及其办事机构开展"健康浙江"考核评价工作，考核结果排名通报，并纳入市、县党政领导班子和领导干部任期目标责任制考核。2016 年浙江省开展公立医院综合改革评价并出台《健康浙江 2030 行动纲要》，制定"健康浙江"考核实施方案（试行）、指标细则，把深化医改重点任务指标纳入对地方政府健康考核的重要内容。2017 年，原省卫生计生委、省财政厅联合印发《浙江省公立医院综合改革目标考核与财政补助资金激励办法（试行）的通知》，明确考核评价内容、考核评价程序、考核评价结果分类、补助资金挂钩机制等，为浙江省开展公立医院综合改革考核评价工作提供了根本遵循。同年，建立指标、政策、工作、评价"健康浙江"四大体系。2018 年后，省级层面保留有关医改的考核仅为"健康浙江"一项工作，并将医改督导纳入其中，设立综合指标进行评价，设立的综合指标涉及医改评价的各业务部门。2018 年至 2020 年持续依照卫生健康工作考核机制开展相关考核。2021 年，开展"健康浙江"指标监测，对健康水平、健康生活、健康环境、健康服务、健康保障、健康产业、健康治理等相关领域构建考核指标开展监测工作，将责任和医改政策压实到地方党委、政府，督促"健康浙江"建设工作协调推进（见表 6 - 5）。①因此，浙江省医改督导工作在相关政策下逐步推进。

---

① 俞新乐：《"三医联动"保民生"四侧并举"强医改》，《中国卫生》2021 年第 8 期。

表 6-5　浙江省医改督导推进情况

时间	具体内容
2015 年	浙江省在 2015 年成为省级医改综合试点之一
	"健康浙江"纳入浙江省"十三五"规划，开展"健康浙江"考核评价工作考核结果排名通报，并纳入市、县党政领导班子和领导干部任期目标责任制考核
2016 年	浙江省委、省政府成立"健康浙江"建设领导小组及其办事机构，2016 年出台《健康浙江 2030 行动纲要》，制定"健康浙江"考核实施方案（试行）、指标细则，把深化医改重点任务指标纳入地方政府健康考核的重要内容
	浙江省开展公立医院综合改革评价
2017 年	原省卫生计生委、省财政厅联合印发《浙江省公立医院综合改革目标考核与财政补助资金激励办法（试行）的通知》，明确考核评价内容、考核评价程序、考核评价结果分类、补助资金挂钩机制等
	建立指标、政策、工作、评价"健康浙江"四大体系
2018—2020 年	持续依照卫生健康工作考核机制开展相关考核，排名通报考核结果，并纳入市、县党政领导班子和领导干部任期目标责任制考核
	县域医共体建设列入 2019 年浙江省委、省政府重点突破改革项目和全年督查检查考核的 58 个项目之一①
2021 年	开展"健康浙江"指标监测，对健康水平、健康生活、健康环境、健康服务、健康保障、健康产业、健康治理等相关领域构建考核指标开展监测工作，将责任和医改政策压实到地方党委、政府，督促"健康浙江"建设工作协调推进

　　浙江省在 2018 年医保局成立后，深化医改支付侧、供给侧、需求侧彻底分离，构建供给侧有"医学高峰"解决疑难杂症，需求侧有便民政策方便百姓看病，支付侧有激励机制合理调价定费，治理侧有规划先行高位推动的多维度改革框架，"四侧并举"（见图 6-10）措施持续推动浙江医改走深、走实，② 由设立在卫健委的医改联席办协调相关评级部门展开医改督导工作。

---

① 《浙江：放大医改便民效应》，《中国卫生》2019 年第 7 期。
② 俞新乐：《"三医联动"保民生 "四侧并举"强医改》，《中国卫生》2021 年第 8 期。

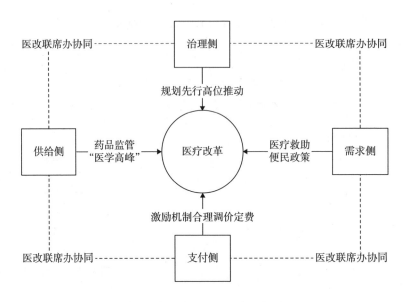

图 6 – 10　浙江省"四侧并举"推动医改

（二）医改督导类别构成

2018 年后，浙江省省级层面统筹的考核项目仅保留三项，分别为"健康浙江""美丽浙江""平安浙江"，其中与医改相关的考核项目为"健康浙江"，并将浙江省医改督导纳入"健康浙江"考核中。其中，浙江省公立医院综合改革评价从 2016 年开始运转，一直不断完善政策体系、工作体系、监测体系和评价体系，评价工作"指挥棒"作用显现，成效显著。此外，其余的考核主要是通过医改监测了解情况，医改监测与"健康浙江"并行考核，从严格意义上讲，医改监测是了解各市县医改情况的一个机制，掌握各市县具体情况并进行通报、反馈。在具体的公立医院综合评价中，包括市县自评和省级复核两种类型，市县自评为基础性工作，省级复核在市县自评的基础上展开。

（三）医改督导实施机构与构成

1. 统筹协调——党委政府主导

浙江省医改督导工作的议事决策机构为医改联席会议，由省长、副省长等省政府主要领导作为主要负责人或召集人，成员单位为医疗、医保等相关省级单位，下设的协调小组以医改联席办公室作为主要的办事机构，该办公室设在卫生健康委，具体的工作由联席办下设的体改处承办，体改处主任同时兼任卫健委的主任，体改处内设处室承办其他医改评价业务（见图6-11）。联席办及相关部门根据国家与省级制定年度任务，及任务清单、市县清单以明确任务目标。以公立医院综合改革评价为例，该项评价工作由党委和（或）政府主要负责人担任医改领导小组组长，实现党委、政府主要负责人亲自抓、负总责，分管负责人牵头抓总，建立了强有力的组织领导体系，明确由一位省领导分管卫生健康和医疗保障部门。

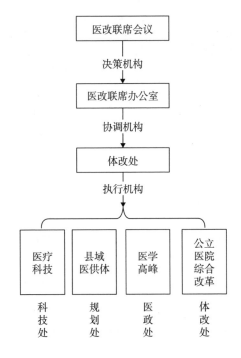

图6-11 浙江省医改督导统筹领导

2. 协同配合——组织实施过程

浙江省将医改评价工作纳入"健康浙江"的评价过程中，医改督导工作分为前期准备阶段、具体实施阶段以及评价结果反馈运用阶段。

医改督导工作实施前。要制定年度评价目标，根据医改涉及的五项基本制度，即药品供应保障制度、现代医院管理制度、全民医保制度、综合监管制度、分级诊疗制度制定督导工作事宜。医改督导中，体改处在年初依据国家相关政策文件以及省级医改目标、重点任务制定本年度的任务清单、工作安排以及指标体系。其中，公立医院综合改革评价选取指标并非仅考核公立医院而是综合考核医改的指标，这些指标由卫健委牵头协同各业务部门根据医改目标制定，具有目标靶向的特征。同时，这也考核了其他业务部门的工作，起到了结果导向的作用（见表6-6）。

表6-6 浙江省2017年市县公立医院综合改革目标考核指标（部分）

级别	一票否决指标 （工作要求）	级别	一票否决指标 （工作要求）
市级	医疗费用增长水平	县级	医疗费用增长水平
	定性指标（工作要求）		**定性指标（工作要求）**
	理顺"三医"改革领导和推进机制		理顺"三医"改革领导和推进机制
	推进医疗服务价格改革		开展县域医共体建设
	推进医保支付方式改革		推进医疗服务价格改革
	定量指标（工作说明）		**定量指标（工作说明）**
	医疗服务收入（不含药品、卫生材料、检查、化验收入）占比		医疗服务收入（不含药品、卫生材料、检查、化验收入）占比
	医保外自负费用占比		县域内住院治疗比例
	加分项（工作说明）		**加分项（工作说明）**
	纳入相关改革试点或相关改革工作取得成效		纳入相关改革试点或相关改革工作取得成效

资料来源：《浙江省公立医院综合改革目标考核与财政补助资金激励办法（试行）的通知》。

这些核心指标主要来自两方面。一是国家公立医院综合改革绩效指标体系，来自全国公立医院综合改革的考核指标。浙江省卫健委根据实际情况有针对性地选用指标。二是在公立医院综合改革考核中，分析整体考核指标，其中需要改进的指标则进一步考核，构建为新的指标体系，过滤掉已经具有成效的指标。整个考核指标设定会同各相关业务部门协定由体改处统计上报卫健委与财政厅商定，经党委会讨论决定后，由财政厅、医改联席办、卫健委三部门联合于年初统一发文，横向发给各个成员单位（分管部门），纵向发给下级市、县（见图6-12）。年度工作安排发布之后，由体改处总体协调，每季度了解分管任务的情况，每项事务性、条目性工作由相关处室承办，年度进行总结性的评价，各个相关成员将年度情况报给医改联席办。在这个过程中，体改处既处理前期的事务性、操作性工作，比如国家的相关政策解读，又负责综合性的统筹工作，协助卫健委领导开展相关工作。

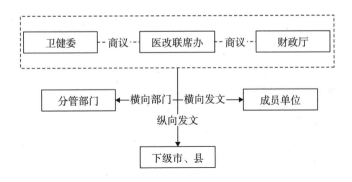

图 6-12　浙江省医改督导协调配合

医改督导工作实施过程中。浙江省医改督导在具体实施过程中，相关考核指标数据主要通过联席办发布行文通知分管业务单位收集，并将收集的数据进行分析得出评分与排名。具体过程以2017年浙江省的公立医院综合考核评价工作为例。该项工作程序包含两个环节。其一是市县自评，各设区市和县（市、区）卫生计生、财政部门共同负责同级考核自评考核工作，按照考核指标和评分方法等要求填报考核指标完成情况与自评得分。

其二是省级复核，由省卫生计生委、省财政厅共同组织复核工作。在各地自评的基础上，通过核对卫生计生财务报表、卫生计生统计直报系统、医改重点工作任务台账快报系统、医保部门相关报表和自评材料等资料，辅以必要的专项调查与现场核查等方式确定各地考核得分。同时，该项工作依托公立医院综合改革快报系统，建立实时监测、月度分析、半年通报和年度评价机制。首先，各级公立医院及时上报每月公立医院综合改革数据，各级行政部门进行月度分析，查找问题。随后，省级卫生行政部门每半年进行一次分析通报，将各项指标反馈给各市、县卫生行政部门。在年底结合快报系统数据进行年度数据分析（见图6-13）。其次，从浙江省公立医院综合改革重点工作台账快报系统、全国公立医院满意度调查管理平台等直接获取评价数据。省级相关部门将适时开展数据核查（与财务年报数据核对），对数据造假的地区，评价结果认定为不合格；对数据有误的地区，取消优秀等级评定资格。

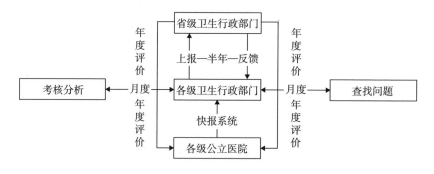

图6-13 浙江省公立医院综合改革评价实时监测

医改督导工作实施后。浙江省的医改督导结果主要是通过由医改联席办综合协调各相关任务部门上报收集的考核数据得出评分与排名。该评分与排名直接通报给各级政府与相关业务部门，评价的结果将直接与专项资金的下发挂钩。因此，浙江省医改督导工作由实施前、实施中、实施后三个环节层层推进，从纵向体现省委、省政府的高位推动，体现领导重视；从横向体现各个分管单位协同配合数据上报分析减少督导成本支出、为基层减负，构建了纵向上下信息贯通、横向信息协同的医改督导机制（见图6-14）。

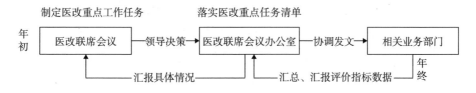

图6-14 浙江省医改督导实施流程

（四）医改督导实施结果与成效

1. 信息反馈——结果运用

医改督导工作的结果信息主要通过医改联席办发文向各市县议事协调机构收集相关数据，具体相关分管部门分别收集医改评价的数据、分析数据并将分析结果反馈给下级相关部门。体改处在每季度向各分管部门或者市、县了解医改推进相关情况，年终就卫健委、财政厅、医改联席办公室三部门联动发文通报结果运用。具体在公立医院综合改革评价中，每年根据公立医院综合改革年度工作任务确定评价指标、制定评价方法、明确评价结果应用。在次年一月份对上一年度公立医院综合改革各项指标进行分析，指标分析通过系统数据自动生成，随后，各市级行政部门复核。省级按市级和县级两个维度进行整体评价，并根据指标得分进行排名，最终确认优秀、良好和合格三个档次。考核工作实行一票否决制，对未达到规定要求的指标直接认定考核结果不合格。评价结果（分值和档次）及时通报各级卫生行政部门和各级财政部门，并通报各级政府，对优秀的市、县进行表扬，对排名靠后的市、县予以批评。评价结果与中央和省级补助资金分配、"健康浙江"考核、清廉医院指数、床位和大型仪器设备等资源配置、省政府重点任务、公立医院党建评价等6项工作挂钩。此外，对受到国务院办公厅督查激励的地区按规定进行额外奖励。这些激励措施推动了考核促落实、促改进的医改评价的整体推进。如浙江省医改联席办发布了《关于 2020 年度全省基层医疗卫生机构绩效考核省级监测评价情况的通报》，公布了市、县（市、区）、医共体、乡镇卫生院、社区服务中心 5 张榜单。其中，基层医疗机构的考核结果与基本药物制度补助资金分配相挂钩，对评价结果不合格的地方，财政补助资金不予补助。

2. 实施成效——特色亮点

浙江省按照总揽全局、协调各方的原则，建立健全党委统一领导、党政齐抓共管、部门通力协作的工作格局。省委建立"健康浙江"建设领导小组和联席会议制度，统筹推进"健康浙江"建设各项工作。各地建立相应的议事协调机构和制度，强化系统性、整体性、协同性，建立健全多部门有效参与、协调一致的医改督导机制。

加强医改组织领导，建立医改组织体系。纵向上，抓统筹重协调强化党政领导，由省到各地均建立医改议事协调机构，由党政主要负责人或者其中一位主要负责人担任议事协调机构负责人，分管领导统管卫生健康和医疗保障工作。议事协调机构每年召开会议，明确医改目标，高位推动医改工作，包括组织医改督导工作开展。横向上，发挥协同效应，各级卫生行政部门建立体改处室，组织协同相关部门落实医改任务。通过分析辖区医改数据，指导推进医改工作，在"健康浙江"考核、公立医院党建评价、清廉医院建设指数等评价中发挥着重要作用。

建立信息反馈与结果运用机制。信息反馈上，优化信息反馈，通过钉钉群、浙政钉群等及时沟通工作落实情况、数据上报情况和改革推进情况等。各分管单位的快报系统能及时准确地获取数据，避免了因数据时效性影响医改督导结果的情况发生。结果运用上，将督导结果与中央和省级财政专项资金挂钩发挥激励作用，同时将"健康浙江"考核纳入市、县党政领导班子任期目标责任制考核的重要内容，督导结果直接与党政领导责任考核结合，压实责任，引起领导重视，强化高位推动。成效上，近年来，浙江省综合医改试点省阶段性总结评估得分排名位居全国前列。其中，公立医院综合改革（深化医改）连续六年获国务院办公厅督查激励，2022 年公立医院经济运行年度考核全国第一，全国三级公立医院绩效考核结果位列全国第一，"A"级以上医院数量位列全国第一。地级市湖州市三次获得国务院办公厅督查激励，连续三年在全国公立医院综合改革考核中位列第一。

第七章　医改督导的改革与完善

中国的改革是马拉松式的"有氧运动"，而非百米短跑式的"无氧运动"。究医药卫生体制改革之根本，在于适应经济社会发展对医药卫生事业的需求，形成符合当前经济社会发展需要和未来经济社会发展方向的组织架构、制度机制。因此，医药卫生体制改革是渐进式改革，控制、监督、评估改革效果的医改督导工作也同样需要长期视野下的预期判断，在对经济社会发展趋势的认知下，综合考察医药卫生体制改革事业的各种环境的变化，具体调整医改督导工作的理念与方法。在这种渐进性的变迁过程中，从改革的韧性与持续力出发，对当前的医改督导工作所面临的问题与改善方向可以有一个相对明确的认知，这种认知不同于"毕其功于一役"的逻辑，将更加客观、合理、合情地勾勒医药卫生体制改革的内部控制的未来。

第一节　医改督导的发展趋势

科学化、人性化、制度化的趋势是任何组织管理事务的基本判断标准，对于医改督导工作的未来而言，这三方面的趋势是可以预期的。其中，科学化是目前改革路径的"延长线"，但科学化与人性化并不矛盾且相互支撑，制度化则为改革提供了未来愿景的必要预期。

一、信息整理的科学化趋势

组织改革的绩效目标评估与控制方面，科学性问题集中于对信息的处理。我国地方政府医改督导实践，围绕信息整理工作的性质，涉及指标体系、信息整理、结果反馈三个方面的科学化趋势。指标体系的科学化，有赖于对医药卫生体制改革战略目标的认知与表达；信息整理的科学化体现了以信息为核心的督导工作的根本性质；结果反馈的科学化反映出以信息反馈引导对改革的认知进行纠偏以及进一步改革的动机。

（一）医改督导的指标体系科学化

一般而言，"一个人的需要和偏好影响他的观察，而他的观察影响他的需要和偏好"①，因此，指标（目标）是动机和认知之间的桥梁。从组织自上而下的督导控制而言，科学的指标设计将在监督引导中更好地控制组织的绩效产出，同时也将进一步深化组织对被督导事项的认知。从医改督导工作来看，科学指标体系的形成，要求医改督导在改革的宏观战略层面把握方向的同时，对具体子指标的设计需要遵循个体与群体的动机、认知基本科学规律。

首先，国家医药卫生体制改革的战略布局体现了一级指标的设置与描述方面。一般而言，一级指标的设计，属于"非操作性指标"或"描述性指标"，其科学化的方向在于更加逻辑清晰地对改革的各个方面进行类目化处理，力求对一级指标的分类可以完整描述医药卫生体制改革的内涵与外延。此类指标的科学化趋势在于扩张医药卫生体制改革的概念外延，同时提高内涵描述的准确性、可测性。

---

① 〔美〕詹姆斯·G. 马奇、赫伯特·A. 西蒙：《组织》，邵冲译，机械工业出版社 2013 年版，第 129 页。

其次，子指标体系的设计将更强调对个体注意焦点持续性的强化。由于医改督导工作的特殊性，实质上的直接被督导人员多为下级政府相关部门主要负责同志，执行具体医药卫生体制改革工作的技术人员往往属于被"间接"督导的对象。因此，对于下级政府相关部门负责同志所负责的医改工作的评价，如何抓住其在诸多繁杂工作中有限的注意力，是提高指标科学性的重点。另外，除了基于日常医疗实践所积累的完全量化的数据库，其他指标在年度督导工作中难以维持改革子指标的个体注意力持续性，这也是各地方政府医改督导工作在实践中不断调适指标体系，而中央政府难以设计统一标准的原因。

再次，子指标体系的形成需要更开放的组织交流以强化对改革的持续引导力。为此，医改督导的指标体系科学化，必然在指标体系设计阶段中，引入更为开放和广泛的讨论，包括第三方专业技术人员的介入，以及社会被服务方的意见信息搜集整理。督导通过开放的组织信息交流强化子指标体系指挥棒作用，从不同的信息方向和渠道向一线改革人员进行改革理念与管理目标的灌输，形成持续性的改革动力。

最后，细化医改督导工作的分工，突出信息差异对指标设计科学化的影响。对于不同分工岗位上的相关人员，医改督导工作对其的价值意义多少有所不同，对其与改革相关行为的指导、控制性质也自然存在差异。此方面涉及医改督导工作的人性化发展趋势，通过对评价指标体系的人性化调整，可以大大提高督导工作的科学性。

（二）医改督导的信息整理科学化

针对信息整理工作，医改督导的科学化趋势重点在于对相关信息的搜集与评估。信息的科学评估依靠指标体系的演进，信息的全面搜集与整理则依靠技术的应用与制度的完善。从理论上讲，信息整理工作本身属于组织沟通的管理范畴，包括沟通的流程管理与沟通的内容管理两个方面，这两个方面对于信息搜集整理的效率与效果均有根本性影响。

信息整理所涉及的沟通流程方面。首先，年度督导、专项督导等相关内容信息作为医药卫生体制改革的指挥棒，在程序管理方面会更加明确清晰，即在时间、内容、地点等方面对督导的程序安排做科学化设计。其次，作为督导对象，医药卫生体制改革实践将更加体现程序化活动的特质，其信息搜集整理将更准确且有效率。医改督导工作大部分属于程序化活动的信息沟通，即医药卫生体制改革的程序化实践中信息的累积与传递。这种信息搜集整理本身的"去主观化"是科学化的重要趋势，因此越是程序化的改革实践，越能够服务于信息搜集整理的科学化目标。最后，督导工作涉及的信息沟通流程管理还要求，追求程序化在提高信息准确度和效率的同时要留有非程序化的足够空间以支持改革创新。越是程序化的沟通流程，信息搜集整理工作越准确有效，但越限制医药卫生体制改革实践中的创新行为。必须为这样的难以程序化搜集整理相关信息的改革创新行为保留空间，这是未来保持基层一线改革创新活力的重要因素。

信息整理所涉及的沟通内容方面。首先，简化是重要的标准。"提高组织对互相依存包容性的……办法是提高沟通效率，即用相对少量的符号沟通大量的信息。"[1] 通过进一步简化而非弱化信息内容，压减不必要的信息冗余，尽可能使用各种精炼的数据符号进行沟通，可以提高信息搜集整理效率，并且降低下级相关部门迎检工作压力。其次，信息分类可以推进督导程序标准化，即制度化。通过进一步的科学化分类，督导所搜集整理的信息可以更加科学地依据指标体系进行归档，进而有利于其后的督导流程的顺畅，同时使得指标体系对于改革一线成员而言更具操作性。最后，简化与分类基础上的标准化（制度化）是信息科学储存与调用的基础。通

---

① 〔美〕詹姆斯·G. 马奇、赫伯特·A. 西蒙：《组织》，邵冲译，机械工业出版社 2013 年版，第 138 页。

过简化与分类的持续性改善，医改督导相关信息的搜集整理将形成年度的类别数据库，这样的数据库应建立在科学标准化之上，并且需要持续积累、长期维护和技术迭代的保障。

（三）医改督导的结果反馈科学化

督导结果的反馈同样属于信息整理与沟通管理领域的内容。从理论上讲，督导结果反馈使组织对改革的控制形成了完整的闭环。对于医改督导而言，结果反馈的科学化是督导工作与最终实际价值之间的桥梁。在目前各地的实践试错中，医改督导的结果反馈采取了多种模式，包括公开或非公开的成绩信息传递、正式或非正式的督导意见反馈等。这些实践探索形成了有意义的经验，对医药卫生体制改革形成了有效激励。未来，督导结果反馈可见的科学化方向将在自动化、透明化与简洁化三方面体现。

首先，督导结果信息反馈的自动化趋势。技术的不断进步使督导结果的自动化信息反馈成为可能，如可采取"智能信息披露"技术，"以标准化、机器可读的形式及时发布复杂信息"①，将督导的可公开结果向被督导单位或全社会公开。

其次，督导结果信息反馈的透明化趋势。"阳光是最佳的消毒剂"，自动化的结果信息反馈将促进透明化的发展趋势，透明化的信息反馈将强化督导工作的合法性与权威性。同时，在结果信息反馈与再反馈的不断循环中形成广泛的讨论，刺激形成反馈与"申诉"的长效制度机制，相关"研磨"后的信息集合将激励进一步改革的有益思考。

最后，督导结果信息反馈的简洁化趋势。一方面，简洁化要求信息简单清晰而非笼统。简洁化的评价反馈信息能够将医改督导结果清晰表述，提供政府组织的横向排序比较和纵向改革要求，同时有利于督导结果信息

---

① 〔美〕卡斯·桑斯坦：《简化：政府的未来》，陈丽芳译，中信出版社2015年版，第105页。

的周期性沉淀。另一方面，简洁化的趋势要求信息反馈更具效用，而非低效无用。医改督导的结果信息会更加明确地表达改革价值取向，同时为未来改革的进一步细化描绘留出空间，这是可以预期的科学化大趋势。

二、管理控制的人性化趋势

科学化与人性化并不矛盾，反而相得益彰。从理论上讲，科学的组织过程的五项优势包括：持久、集中、个性化、联合、人性标准。[①] 其中，"人性标准"所强调的即是相关人员的个体与群体多样性。对任何组织改革的控制引导工作均需要充分考虑这种多样性，以实现管理控制工作的科学性。从现实层面讲，任何督导工作均是上级部门对下级部门的管理与控制方式。在医药卫生体制改革相关"一手"信息存在信息壁垒的情况下，上级部门为了了解和控制实操部门改革的基本方向，必须通过一些方式手段获得"一手"信息，降低信息向上传递的成本。为达成这样的管理目标，围绕改革的价值管控、科学性控制等方面的要求，其改革督导实践不可避免地走向过度科学化，将医药卫生体制改革本身的价值过度简化为信息传递的效度。对此，防止过度科学化思维导致的督导扭曲及改革相关方的异化，人性化的管理控制工作成为未来必须思考的趋势。

（一）以指标为核心的科学思维需要人性化的评价作为补充

追求极致科学化的"欲求"，一方面带来了管理可操作性的大幅提升，促进了管理的绩效与意义的实现；另一方面也造成了管理本身的"异化"，即管理的价值、人的价值被指标所操纵。对于改革工作的评价，除了基于现实数据的指标、基于改革实践重要"标志物"的指标，不能忽视对改革参与者本身的多样性态度评估，在冷冰冰的指标体系之外强调一些制度变

---

① 〔英〕奥利弗·谢尔登：《管理哲学》，刘敬鲁译，商务印书馆 2013 年版，第 101 页。

迁（改革）的美感。从医药卫生体制改革来看，改革的相关方包括医疗人员、企业、医院、政府相关部门、社会公众等，在制度变迁的利益调整中，如何使各方面的效用提升不以其他相关方效用下降为代价，既合理又合情地划清更新后的责任边界，是追求制度变迁（改革）的美感的过程。尤其是要审慎考察改革本身参与者（政府工作人员、医院工作者等）的获得感，在进一步规范医药卫生事业的同时，维持相关群体的情绪稳定。因环境变迁所产生的情绪、改革意志等与人性相关的因素，是改革本身的重要成本。对改革这方面成本的评价，是督导工作人性化的重要趋势。

（二）以奖惩为手段的管理控制需要人性化的心理分析配套

对组织而言，"如果管理中有些要素——特别是那些温暖的、人性化的、未确定的和经常变化的要素——不能通过组织的渠道来执行，那么这些渠道就会处于被责难的境地——是对管理的一种妨碍而不是帮助"①。如果医改督导工作仅在科学化的赛道上狂奔而忽视了人性化的要素，无法提供本应由组织提供的反映人类群体性依附本能的"温暖"，那么改革的成本将无法准确全面地预估。一方面，对于医药卫生体制改革相关一线人员，需要心理分析工作加以配套，把握医药卫生体制改革对个体心理的影响，相对地审视督导指标体系，更加有效地实现奖惩激励目标；另一方面，医改督导的评估方也需要关注督导工作对于个体施加的心理压力，避免过度科学化、指标化的督导工作造成医药卫生体制改革相关奖惩制度的迅速衰败。

（三）以督导促改革的价值取向需要人性化的改革试错空间

医药卫生体制改革实质上是在一个理论框架和未来愿景之下的试错过程。试错本身是人性化的实践活动，而不仅仅是科学性的实践活动。因

---

① 〔英〕奥利弗·谢尔登：《管理哲学》，刘敬鲁译，商务印书馆2013年版，第113页。

此，以督导推动医药卫生体制改革，实质上应该是对改革试错的激励，是对人性化实践活动的督导。科学化的评价指标与过程是其手段，促进人性化的改革试错才是根本目标。在医药卫生体制改革在既定框架中为地方试错留有自由空间的情况下，改革本身即是人性化的。这种医药卫生管理的改革"是非常规、非行政的，它们涉及独特的情境和人与人之间的接触、深层知识以及个性化的专门知识"①，因此，对其的督导应当体现一种对改革试错的人性化包容感，这是未来医改督导的重要趋势之一。

三、激励惩戒的制度化趋势

改革促进组织活力，制度则提供行为预期。当一种工作成为习惯，当一种改革取向与价值观成为"不假思索的确定性命题"，制度规范便开始发挥作用。医改督导工作的制度化趋势，使督导的指标体系、评价标准、工作周期相对更有预期，同时对依据结果进行的激励惩戒更有章法。不过，制度规范会随着政府监督、管控环境的变化而变化。

（一）新冠疫情为医改督导工作提供制度化的机遇

新冠疫情客观上增加了医改督导工作在全面深化改革中的权重，一定程度抓住了地方党政领导对医改督导工作的注意力。但是，新冠疫情可被视为医改督导进一步制度化的机遇。制度化的重要表现形式之一是医改督导工作的常态化。常态化要求稳定可预期的资源配给，并非借由新冠疫情而不断扩张医改督导工作的资源投入。制度化的另一个重要表现形式是医改督导工作强度效度的稳定性，这种稳定性要求以持续的科学化为基础，以人性化为制度的润滑剂，避免制度的迅速衰败，保持激励惩戒的效果。

① 〔美〕罗恩·阿什肯纳斯、戴维·尤里奇、托德·吉克、史蒂夫·克尔：《无边界组织：移动互联网时代企业如何运行》，康至军译，机械工业出版社 2015 年版，第 152 页。

（二）各地政府医改督导制度的"收敛"整合趋势

各地在医改督导实践中，形成了各种独特的模式和制度。各种制度模式在不同时空条件下适应着全面深化改革的大环境。从调研实践看，各地医改督导正从开放性试错阶段转向逐渐"收敛"的阶段，即实践经验教训的总结正从多样性、无序性走向适度统合、逐步规范的阶段。

从目前各地方政府试错实践来看，以综合督导形式统合医改督导工作，比医药卫生体制改革独立督导的模式更具合理性。其所面对的督导强度、督导效度等问题，在具体制度安排与工具技术层面可以逐渐加以解决。在工具技术进步与跨区域扩散的过程中，独立的医改督导工作会逐渐丧失其模式的合理性，工具技术将逐步提高督导强度效度，解决短期内制度难以解决的问题，且综合督导形式更加节约公共管理成本，更有利于行政主官注意力的集中聚焦，符合中国长期以来解决主要矛盾的行政逻辑思维，其改革更具可持续性。

目前制度趋同的关键问题在于工具技术：一是工具技术是否能够低成本跨区域扩散，二是工具技术在应用过程中所受到的地方特殊行政文化控制与扭曲的"偏差度"。前者决定了相关经验的扩散程度以及制度整合的有效性；后者决定了防止工具技术对人的"异化"，强调人性化的方向。在工具技术的扩散基础上，制度的趋同成为可能。在全面深化改革的清单中，医药卫生体制改革的战略性排序并不靠前，因此，对于医药卫生体制改革的督导工作，核心价值取向是"成本最小化"。所以，各地所形成的医改督导模式制度经验，将以成本最小化为判断标准，进行制度整合与扩散，这是可预期的未来。

第二节　医改督导的完善建议

任何管理制度与工具均在不断解决问题的实践过程中发展，因此不同历史时期所面对的问题有所不同，但对于问题的认知逻辑是一致的。对于医改督导工作，其制度设计与工具应用均处于一个进步的大周期里。一方面，作为政府行政督导制度的一部分，医改督导的制度设计尚随着实践试错处于初步完善阶段，不存在旧制度衰变与工具技术的"异化"。从根本性质来说，目前医改督导面临的问题是制度需要持续完善，技术工具则需要继续在实践中检验并迭代开发。另一方面，作为相对专业性事业的督导，医药卫生体制改革相对封闭的"边界"与相对较高的知识技能"门槛"推高了督导的成本，其所面临的问题作为全面深化改革的一部分，又无法仅依靠有限的框架内改革进行化解，必须通盘考虑相关改革的配套问题。

因此，通过对医改督导工作的主体职能、架构、运行机制、资源配置、制度规范和方法技术等方面的评估，综合考察医药卫生事业的专业性与相关改革之间关系的全面性，可以抓住一些目前需要改革的问题，并提出相应对策。

一、医改督导的职能架构

对于任何政府的部门架构与职能，通常不存在完美的设计理论。针对履行不同职能的需要，政府外部环境的影响，以及改革任务要求，职能部门主体架构应当具有独特性。就医改督导工作来说，适应当前医药卫生体制改革需要的职能架构设计应强调机构的独立化、有机化和规范化。

（一）医改督导工作机构的独立化

专业的督导机构设置会面临"条块分割"问题，陷入难以兼顾事业专业性与督导统合性的困境。从目前来看，各地方政府在医药卫生体制改革领域的督导工作，无不在专业型模式和统合型模式之间进行权衡，形成了对地方行政环境、医改阶段的适应性。不过，无论重视专业性、统合性还是力求兼顾，医改督导工作机构均应该追求事实上的独立化，即针对专业的医药卫生体制改革，无论常设的还是临时的，均应保证医改督导机构相对于改革实操部门的独立性。从目前来看，由于医改督导工作尚未形成常态化的稳定制度，各地方试错过程中存在巨大的差异，因此，医改督导工作机构独立化问题普遍存在，对督导结果的公正性和有效性有一定影响。

对于上述问题，未来可以从以下两个方面进行改善。

第一，由单一政府部门牵头的架构模式，其独立化应当体现在单一上级领导的配置上。相较于单一政府部门牵头、多职能部门配合的架构模式，由上级政府负责指导、各职能部门分工的模式更具独立性。单一政府部门牵头、抽调各相关部门组成督导组的形式，实质上跨越了本部门的组织职能边界，在督导实践中往往会遇到督导职责统辖无法覆盖的问题，同时也会更加依赖其他组织的专业性，使督导人员构成过于复杂，造成独立性下降。因此，配置上级领导以统一部署工作，不仅可以提高牵头部门的协调能力，同时也可以解决人员构成较复杂所带来的独立性问题。

第二，在引入第三方机构提高医改督导工作的客观科学性方面，保证第三方机构的独立性是基本要求。为保持督导机构的独立性，进而实现评价科学性，引入独立的第三方机构是应当广泛尝试的方式。在具体实践中，应当在不增加现有财政压力的情况下，有选择、有步骤地向有能力的第三方开放医改督导工作的招投标。为此，可以采取以下措施：国家层面建设独立的第三方医改督导机构数据库，由不同地方依据需要，在数据库的相关范围内进行抽选；依据医改督导的指标体系设计，抽取政府部门自身技术能力的短板方面的指标，交由第三方负责督导；此外，以年为周期的第三方医改督导工作，应辅之以不定年度的政府医改相关部门自我督导，相互参照以提高科学度，同时对第三方的工作进行有效监督。

（二）医改督导工作机构的有机化

所谓有机化，即强调功能性机构组织在内部协调中所获得的灵活性、适应性。有机化与独立化并不矛盾，为保证医改督导工作的效果，灵活的组织机构设计同样需要保持相对独立性。由于2018年机构改革为医改督导工作机构设置限制了"底色"，在2018年机构改革的框架下，各地医改督导的相关机构设置主要依据自身技术条件，有选择地适应本地方实际而展开。技术能力较强的地方，可以依赖数字政府等技术进步来解决机构权责难以集中的问题，打破部门信息壁垒，实现机构督导职能的优化；技术能力较弱的地方，则必须依靠制度的强化来实现职能的履行，重点在于建立权力集中的、由上级主要党政领导负责的督导专门机构，实现督导工作的有效化。因此，这种适应不同地方实际的地域多样性，突出了机构的有机化，体现了灵活性。不过，灵活的、有机化的机构设置依然存在很多问题，如越是依据职能目标灵活设计组织架构，越难以有效实现权力集中，在分权型的督导中各组成部门信息交流成本依然较高，在改革方向的把握、改革责任的分配、嵌套改革的机制形成方面均存在较大困难。

对于上述问题，未来可以从以下三个方面进行改善。

第一，无论督导统一权责还是分散权责，医改督导工作机构设置均应实现有力领导。这种有机化、灵活性的督导机构设置，需要配置具有绝对权责的上级核心领导，以强化内部要素的相互协调。一般而言，将医药卫生体制改革工作与"健康中国"、经济社会发展五年规划等重点任务相整合，由地方主政党委书记"挂帅"负责，是提高有机化、灵活性机构组织职能有效性的办法。必要时，医改督导工作可以在独立机构中因事设岗，设立"督查"领导岗位。

第二，有力的领导需要跨职能部门的设计。无论依靠技术革新推进医改督导工作发展的浙江省，还是依靠制度变革弥补技术不足的河北省，跨职能的设计都是重要的经验。一方面，技术革新确实实现了在现有组织框架内的科学督导，避免了打破部门边界的改革成本，但上级领导"挂帅"的联合督导必须以科学的跨职能部门形式运转；另一方面，依靠制度变革来调整各相关职能部门资源，构建跨职能部门来完成医改督导工作，是上级领导下单一部门牵头模式的重要机构设计。

第三，依据各地方技术差异，允许各地方继续试错的医改督导的机构设计，激励更具适应性的督导组织架构创新。目前，各地方有机化的医改督导工作机构设计，均以当地实际情况（尤其是技术限制）为依据展开。对于这样的探索试错，应当继续在国家层面给予支持，放缓"经验推广"，保持和延长探索试错"窗口期"。对更具适应性的组织架构创新的激励，最直接有效的是以国家层面的医药卫生体制改革督导工作为牵引，对地方医改进行强化督导，同时将其作为评价考核地方相关领导干部的重要标准，并对架构设计予以放权。

（三）医改督导工作机构的规范化

各地方负责医改督导工作的机构设置，基本上采取制度路径和技术路径的调和方式。以河北省为例，由省委、省政府督查部门领导，由省卫健委牵头，组成权责统一的督导组织机构展开医药卫生体制改革的整体性督导，虽然在技术路径方面不及浙江省突出有效，但在制度路径方面有效地弥补了技术上的差距。不过，各地方在相对自由的试错空间内进行督导实践，仍需要在一个统一规范的框架下展开。这个规范框架不仅涉及国家层面对医改督导机构的顶层安排，也涉及地方试错经验累积过程中沉淀下来的规范性制度。否则，目前各地方试错中遇到的年度督导力度出现浮动、相关数据信息的沟通对接难以制度化等问题将制约医药卫生体制改革的推进。

对于上述问题，未来可以从以下两个方面进行改善。

第一，各地方探索试错中，医改督导机构设置出现的多元化、差异性，应当由国家层面的权力部门加以规范。地方探索试错的经验应由中央政府加以合法化，地方医改督导工作机构建设的有效经验也应当适时合法化，并加以推广。这些经验不仅包括机构设置与架构方面的特色，更重要的在于机构内部各部门之间的关系调整。中央政府应当对各地的相关经验加以总结，对不同模式的机构设置、职责关系设计在医改督导工作中起到的促进作用、存在的潜在问题进行研究和把握，设计相关工作手册，在对机构职责架构相关经验进行规范化的同时，加强对各地方模式的学习借鉴，为未来形成全国统一框架打好基础。

第二，各级党委、政府所设督查室与独立的医改督导工作机构之间的关系应当规范化。各级党委、政府所设督查室与医改督导工作机构之间的关系主要表现在职责方面，作为组织常设监督控制机构，其与专业督查机构的职能往往存在交叠，工作责任也往往含混不清。未来改善重点在于在医改督导工作职能独立化、规范化基础上，对常设督察部门与医改督导工作机构的责任分配也应当有所规定。这种规范性应当体现各地医改督导探索试错的适应性需要，由地方省级党委、政府层面进行自行规范性建设。

二、医改督导的运行机制

运行机制体系为医改督导工作提供了动力系统。从医改督导工作整体流程来看，相关重点的运行机制包括科层领导、信息传递、结果激励、谈判申诉几个方面，在工作中均存在需要改善的关键点。

（一）医改督导工作的科层领导机制

对于基于政府行政科层体制的医改督导工作，其运行机制本身依赖于科层体制的效率，同时也完全体现了科层体制的诸多问题。一方面，科层体制的僵化会造成工作效率的衰减，过分强调层级节制与正式制度的作用，降低了医改督导工作的灵活性与针对一线改革实践的直接性。另一方面，对于工作效率的追求是科层体制的优势，但效率本身并非医改督导工作的唯一价值，也远非医药卫生体制改革的唯一价值。依靠政府科层体制推进工作，势必会使追求效率的价值取向替代人性化的其他价值。

对于上述问题，未来可以从以下两个方面进行改善。

第一，尝试跨层级医改督导，鼓励各地方政府继续改革试错。一般而言，行政组织层级越多，中间层级的组织越庞大，越难以保持改革的"初心"——维持对于医改利益相关方（尤其是患者和百姓）的关注度。因此，应当鼓励跨层级医改督导工作的开展。通过实质上压缩督导所涉及的组织层级，由省级相关领导牵头直接对县区改革一线进行督导，提高督导工作对一线改革实践的控制效果，保持改革的方向性，同时也可以降低跨层级的信息沟通成本。

第二，进行医改督导工作科层体制的调整改革，重视专业调查研究的独立性、开放性与自由度。医药卫生体制改革本就是高度专业化的改革，医改督导工作也相对政府其他行政工作更具专业性。因此，对于医改督导工作组中的专业性人才，应当避免对其进行科层体制的僵化管理，保持其工作的独立性、开放性与自由度。相关领导工作也应当以服务保障为主，避免权力链条中的命令干预行为。

（二）医改督导工作的信息传递机制

理论上讲，工作的任务多样化程度越高，沟通与协调的频率与信息传递的重要性就越高。医改督导即是这种类型的工作，但在具体的督导工作中，信息传递机制尚存在各种各样的问题。比如，负责一线改革实践的部门对专业性知识信息掌握得更加准确，尤其是非量化、非数据化的信息，难以被督导工作组所掌握。此外，督导工作组对改革的理解与把握，尤其是对改革实践的多元性评价，对一线改革实践部门至关重要，由于目前工作重视督导的结果产出却忽视对改革的研判，相关信息的传递存在问题。

对于上述问题，未来可以依据以下建议进行改善。

对医改督导工作的相关信息进行分类，并依据分类设计信息传递机制。在督导指标相对科学、可分析性高的情况下，尽可能推进信息沟通传递的自动化发展；对于医改督导工作中相对难以进行彻底科学化分析的信息及量化信息难以获得的部分，应建立面对面的信息沟通传递机制。前者包括：年度督导指标体系的说明、督导结果得分和排序情况、所需数据库中的沉淀数据信息等。后者包括：难以量化的质性指标的说明，对得分排序结果的"声诉""调解"沟通，具体典型案例的信息搜集与核实等。此外，应当依据编码知识与隐性知识进行分类，并依分类设计信息传递机制。对于编码知识，即显性的、正式的、系统的知识，应当设计正式的、规范的信息传递机制，通过自动化信息传递或面对面信息传递进行沟通；对于隐性知识，即难以标准化描述的知识，如对医改督导相关数据分析的解读，则应当鼓励参与督导的专家与一线医改实践者进行非正式的信息沟通，传递对医改督导工作量化评价结果的多样化、人性化的认知，而非仅限于严格的优劣排序。

（三）医改督导工作的结果激励机制

任何组织管理的控制工作价值均在于经由激励惩戒以推动组织系统达成管理目标。医改督导工作的结果激励机制是实现其根本价值的关键点。目前来看，各地方探索试错过程中的医改督导工作，在结果激励方面存在诸多需要改进的方面。一是医改督导工作的结果激励强度与效度不足。由于医药卫生体制改革在各级政府工作中的排序靠后，主要领导的关注点并不集中于此，因此对医改的督导结果通常并不能给予各级政府以强烈的激励惩戒效用。二是存在考核周期与行政自然年不重叠的问题，对医改工作的年度责任、任期责任划分不清晰，因此医改督导结果的约束力不强。三是医改督导工作与地方政府的人事、财政等关键权利挂钩仍有不足。由医改办牵头推进医改督导的地方，由于医改办不涉及人事权与财权，依据评价结果所能给予的资源配置有限，对医改一线被督导方的激励不足。

对于上述问题，未来可以从以下三个方面进行改善。

第一，国家层面在宏观指标的医改督导基础上，及时向地方政府及社会公众公开结果。国家层面的评估具有最终合法性与解释力，对地方政府及医改相关专业部门的工作具有最重要的激励意义。除了督导的得分、排名信息，对地方政府医改工作相关比较研究、问题诊断等信息应当与督导结果一并公布，让各地方医改工作成为社会监督评价的重点，从而发挥有效的激励惩戒作用。

第二，调整医改督导工作周期，与行政工作自然年相匹配，使督导结果可以完整评价单年度、单位任期内各级主官的医改绩效。从中央政府到地方政府，均应在行政工作自然年度之初便妥善安排本级本年度医改督导工作；在单年度末尾应当第一时间给出医改督导结果，作为政绩考核的重要参考。对制度路径依赖所导致的难以短期内调整督导周期的地方，应允许其依据地方实际调整考核指标，使医改督导结果能够更有效、更科学地为行政年度医改工作赋值。

第三，对于合适的地方政府，允许其探索医改督导结果纳入政府目标管理绩效考核和全面深化改革考核的机制，提高医改督导工作的激励效果。尤其在医药卫生体制改革试点地方，应当鼓励医改督导纳入目标管理绩效考核和全面深化改革考核。对于非医改试点地方，应形成督导结果向政府目标管理绩效考核与全面深化改革考核反馈已提供参考的机制，逐步扩大医改督导结果的应用范围。

（四）医改督导工作的谈判申诉机制

任何组织管理工作都是双向的，管理者与被管理者相互施加影响并最终决定了组织目标能否达成。医改督导工作同样也是双向的：督导工作组对于地方相关部门和机构进行督导，其压力自上而下传导；地方相关部门和机构则可以通过各种谈判能力与形式对督导结果施加影响，甚至对改革的现状进行解读。因此，在医改督导工作中，不能忽视被督导方的谈判影响能力，不能忽视被督导方合理维护自身权利、保持改革动力的愿望。从目前各地的医改督导工作来看，被督导方谈判和申诉的机制尚未建构，被动式的被督导使制度衰败的周期严重缩短，被督导方主动性持续降低，督导程序、规则的适应也降低了评价结果的客观性。

对于上述问题，未来可以从以下两个方面进行改善。

第一，建立基于被督导方合理权利诉求的谈判机制。基于医改督导的框架，对具体内容应当与被督导方进行多轮协商讨论，形成稳定的意见集中与谈判机制。这方面工作可以在年度医药卫生体制改革目标设定过程中进行，也可以在督导工作目标设定过程中进行，其目的在于形成对医改及其督导工作目标的整体共识，提高一线改革的动力与对改革的控制力。

第二，建立基于被督导方对改革实践深度理解的申诉机制。对医改督导结果，各方必然存在多种理解，应当提供反馈申诉机会。设计申诉机制，可以强化被督导方对医改的理解，降低"摸石头过河"式改革试错的沉没成本，同时可以集中意见改善督导工作，提高督导方的专业性与科学性。

三、医改督导的资源配置

资源配置是医改督导工作的根本，其关键点包括降低资源浪费的成本与提高资源使用的效率。从这两方面来看，目前各地方医改督导工作的资源配置应在成本最小化与人员队伍专业化两方面进行改善。

（一）医改督导工作相关成本最小化

医改督导工作本身需占用政府公共资源。在不同的发展阶段，这些成本均可以分类为"必要的成本"与"非必要成本"两个类别。对于医改督导工作的改进，切实践行党委、政府"过紧日子"的要求，降低非必要成本是重点之一。从各地方医改督导的实践来看，压缩非必要成本的空间还是较大的。一是医改相关信息流动的不顺畅造成了大量的督导成本，需要在打通部门信息壁垒之外寻找更多的办法来降低成本；二是由于医改督导工作整体流程存在一定程度的非效率性，进一步压减非必要流程以"挤压海绵"是非常必要的。

对于上述问题，未来可以从以下两个方面进行改善。

第一，强调社会评价以替代不必要的医改督导。目前，医改督导已大量引用医疗日常积累的社会评价数据作为参考指标，同时结合被督导方自评方法，节约了大量的督导资源，提高了督导工作的自动化水平。未来可以进一步强调社会评价，扩展客观的社会评价指标占比。随着自动化与技术水平的提升，减少不必要的专项督导和年度督导内容。

第二，强调精益管理以优化医改督导流程。重新梳理医改督导工作流程，可以找出其中的"浪费点（非效率点）"并加以改进。引用政府精益管理方法，绘制医改督导工作的"价值流程图"（Value Stream Mapping, VSM），发挥督导方和被督导方"两个主动性"，对督导流程进行重塑，降低不必要的流程浪费。

（二）医改督导工作人员队伍专业化

政府医改督导工作的核心资源是督导方的专业知识存量。"权力和完善的知识相结合这一观念也许有严重的缺陷，但至少它是高尚的、有吸引力的。"[①] 因此，由上级党委、政府组织相关部门专业人员对下级医药卫生体制改革进行督导，是目前控制改革方向与强度的最优选择。不过，由于

---

① 〔英〕格伦·廷德：《政治思考：一些永久性的问题》，王宁坤译，世界图书出版公司 2010 年版，第 171 页。

实际工作中承担医改督导工作的各地方政府相关部门缺乏足够的专业型人才，且机构组织知识结构的完整性不足，目前各地方医改督导工作均遇到了一些实际问题。一是专业化不足导致督导工作需要支出大量的培训成本，以提升督导组整体的专业水平；二是财政成本限制导致督导工作很难寻找专业第三方参加，财务、信息技术、数据统计等专业问题必须由政府内部工作人员解决，导致"万金油型人才"的不堪重负，降低了工作效率。

对于上述问题，未来可以从以下两个方面进行改善。

第一，强调技术进步以降低医改督导人工成本。技术与大数据可以有效替代人工。一般而言，对于技术进步的投入是"一次性成本"，将有限的公共财政资源投入在政府的督导技术进步方面，可以节约大量的人工成本，节约围绕人工形成的督导培训、现场迎评等开支。这些开支的节约，又可以用于专业化人员队伍的建设，以及第三方的外部支持。

第二，强调形成相对稳定的医改督导工作人才库，包括政府内部专业人才库与外部专家库。目前政府各项工作均有建立相关人才库的经验，建议各地方医改督导工作也应逐步建立相关人才库，同时设计相应制度以用活专业人才。如跨地区集中组织政府的督导专业团队，进行地区之间相互督查评价，以相关数据的使用权换取第三方专家人才的低成本专业支持等。

四、医改督导的制度规范

随着医药卫生体制改革的推进，医改督导工作也在试错中逐步形成相对稳定的制度体系。各地方对医改督导工作制度体系建设高度重视，使相关工作有政策文件可依的同时，也有规章制度可依。但是，由于医改依然在不断深化，医改督导工作也随之在调整中，相关制度安排的稳定性不足，制度缺位的情况依然存在。

（一）医改督导工作的标准审定制度化

医改督导的标准审定包括考核指标体系的设计、督导流程设计、相关组织人员纪律规章制订等方面。标准审定的制度化，即这些方面工作在前期各地方探索试错过程中逐步形成社会共识，并订立制度准则体系。目前来看，各地方医改督导工作相关标准的审定制度化、规范化程度已较为完善，但仍存在一些问题。一是在年度督导的指标设计方面，各省（区、市）有一定的自由裁量权，但对于省内不同县市而言，则缺少这种调整空间，要求一线改革实践每年度对医改督导工作的适应性应更强，提高了操作难度；二是督导流程依然在持续改善中，各地的工作流程在技术进步过程中也在不断适应调整，对一线被督导方也提出了更高要求；三是组织人员纪律规章制订方面存在短板，每年文件的相关规定未能形成稳定的制度，需要进一步沉淀固化。

对于上述问题，未来可以从以下三个方面进行改善。

第一，给予市县层面更多的指标设计空间，省级医改督导指标设计应尽可能转达国家要求，避免过多的年度督导指标变化。本着"强市县"的治理思路，医改的督导职权应当逐渐下放，省级政府与其花费过多成本用于搜集市、县医改数据资料，不如仅做最基本的监管，由市、县对一线改革做更多元化的测评。

第二，保持工作流程的基本稳定，对流程改善制定固定周期，以动态适应技术进步的速度。伴随着技术的进步，随时调整流程对于督导工作并非最佳选择。一般而言，流程改善周期以 3～5 年为佳，建议将近年来形成的医改督导工作流程制度化，给予被督导方稳定的预期，并将 3～5 年为周期的流程优化作为条目写进制度文件中。

第三，总结近年来医改督导工作经验，形成稳定的工作纪律规章制度，并以文本形式固着下来。各地方的纪律要求存在共同点和差异点，共同点可以集中到中央，形成全国范围的行政法规；差异点则应形成地方政府相应行为规范，强化地方政府对医改及相关督导工作的控制力。

（二）医改督导工作的考评周期制度化

对于组织管理控制，虽然周期性的控制容易形成督导方与被督导方的惰性，但其优点在于可以提供稳定的工作预期，在考评周期内给予一线工作更多宽容度与自由度，为改革提供创新可能。各地方医改督导工作实践中，一般均采取周期性的督导与非周期性的督导相结合的方式，最大限度激励一线改革实践的推进，聚焦一线关注度，提供行动紧张感。不过，依然存在一些明显的问题亟待解决。一是存在人为造成的考核周期"非自然年度"的各种困境，如无法对自然年周期内医药卫生体制改革实践形成有效激励和科学评价等问题。二是各地方探索试错中，医改督导工作逐渐形成了稳定的周期预期与工作时段安排，但尚未有成文的制度设计，导致未来调整的空间依然很大，给负责一线改革的被督导方造成一定的不安。

对于上述问题，未来可以从以下两个方面进行改善。

第一，调整年度医改督导工作使其与行政自然年度相协调，并形成明文制度规定。如前文建议所述，支持各地方探索医改督导工作的周期适应性调整，并要求出台明确的周期性制度规定，要求不搞临时性突击督导，降低非周期性相关评价的频率，为改革一线切实减负。

第二，要求医药卫生体制改革试点地区尽快制定稳定的医改督导工作周期制度，明文规定自然年度相关工作安排，具体实施时段误差不超过15个工作日。应当逐步明确形成"医改督导月"的制度，一方面可以给予被督导方以明确的预期，提高迎检工作的效率，降低相关成本；另一方面可以提高医药卫生体制改革的社会影响力，促进医改更加顺利地达到目标。

（三）医改督导工作的激励惩戒制度化

由于医改督导工作的结果尚未纳入政府目标管理绩效考核和全面深化

改革考核之中，对地方领导的约束力事实上并不强。一些地方将医改督导结果与财政分配相联系，但一方面专项财政拨款的激励作用有限，另一方面则缺乏惩戒机制，对行为的规范作用不足。

对于上述问题，未来可以从以下三个方面进行改善。

第一，支持有条件的地方推进医改督导结果反馈的社会化，强调结果公示的激励惩戒作用。社会性的评价对政府应形成根本性的激励惩戒作用，强调医改督导结果向社会公示，可以一定程度改变相关政府部门"对上不对下"的行政关注指向。

第二，要求各地方医改督导结果的运用规范化，出台专门制度严格限制激励惩戒机制的运用范围，避免造成医药卫生体制改革领域追求指标数据的恶性竞争。应当正确看待督导的工作价值意义，拒绝"神化"相关指标评价，避免医药卫生体制改革变成由上级党政部门设计和控制的数字游戏。

第三，支持医药卫生体制改革试点地方明确惩戒机制的制度规范。以目前客观实际出发，不支持医改督导对地方主官政绩"一票否决"的制度设计，但必须强化相关评价结果在地方主官政绩中的权重，强化惩戒机制对促进医改的作用。

五、医改督导的方法技术

技术方法的进步可以一定程度解决医药卫生体制改革中面对的难以解决的制度性问题。各地方政府高度重视方法技术在医改督导工作中的应用，形成了有益的经验，但也存在很多具体技术方法问题，并且逐渐拉大了区域间技术差距，对国家整体研判医药卫生体制改革状况造成了困难。

（一）医改督导工作评估指标体系

在进行标准化评估方面，督导工作培训中以"统一度量标准"为重点，保持下级部门横向的可比较性。同时也应当对中国各地方的差异性保持客观认识，继续保持医药卫生体制改革各地探索试错的"机会窗"，鼓励各地方依据自身问题情况进行改革，为此必须给予各地医改督导以灵活的指标体系设计空间。从目前情况来看，无论国家层面还是各地方政府，医改督导的指标体系仍有待优化。一是缺乏对下级党委和政府的约束指标，未能与地方党委和政府主官的目标绩效评价结合起来；二是指标的科学量化还需要继续打磨，在各地经济社会发展水平不一致的情况下，如何在指标中体现差异性评价是指标科学化需要解决的问题；三是医药卫生体制改革包括更多无法标准化评价的工作，尤其涉及一线人员日常难以量化的改革，指标设计方面尚缺乏一定公平性关照。

对于上述问题，未来可以从以下三个方面进行改善。

第一，提升督导评估制度体系的科学化、规范化与制度化水平，在可以严格量化并对医改工作高度精炼的方面，应着力进行医改督导评估工作的标准化建设。应顺应指标体系科学化的趋势，子指标体系的设计应强化个体注意焦点的持续性，提高评价一线改革工作指标的可操作性，必要的、逻辑缜密的相关具体指标应逐年搜集补充，完善国家层面的标准化建设。在标准化的基础上，结合算法控制技术的发展，逐步推进医改督导的自动化。

第二，对于难以量化和标准化的部分，医改督导指标应设置质性评价指标，由包括第三方在内的多方进行评价。这些质性评价指标的设计，应当严格保障其设计与评价结果的公开性，引发社会对医改工作的质性思辨，客观探讨具体的改革成效与不足问题，引发对医药卫生体制改革价值取向的进一步思考。

第三，对于有能力的地方政府，应加强医改督导对其党委和政府的考核约束，将成效指标适度纳入政府绩效考核。从目前各地方政府探索实践来看，全国范围内推进医改督导纳入地方政府绩效考核尚不现实。一方面会加大地方党委、政府的工作压力，降低其把握经济社会发展重点和当前一段时期主要矛盾的敏感性；另一方面也会造成医改相关资源的配置难度，降低地方的改革主动性。建议对医药卫生体制相关具体改革的各个试点（如医疗、医保、医药联动促进中医药传承创新发展试点），有选择地实施医改督导成效指标纳入政府绩效考核。

（二）医改督导工作数据平台建设

将信息化平台融入日常医改督导工作中有利于破除常态化督导的壁垒，弥补无法进行现场督导的缺失，也是目前各级政府开展考核检查工作的重要手段。目前来看，各地方"数字政府"和政务信息化建设均取得长足进展，但就医药卫生体制改革来看，相关数据信息的积累、管理、应用依然存在问题，各地政府医药卫生体制改革相关部门普遍存在着信息孤岛现象，不同部门、机构之间的数据没有打通同享，信息化建设滞后，难以满足医改督导工作要求。一方面，由于地域经济社会发展水平不均衡，各地方政府信息化技术能力尚存巨大差异，现阶段跨区域的数据平台联通无法实现，区域内部数据平台建设也不均衡；另一方面，由于数据平台建设的智能化技术水平不足，医改数据的形成需要巨大的现实成本，为处于改革一线的前端部门施加巨大的"非直接创造改革价值"的工作压力。

对于上述问题，未来可以从以下两个方面进行改善。

第一，国家统筹配置资源，拉平区域数字政府建设的技术差异，逐步实现跨区域数据平台联通，以及国家级数据库建设。在近年来各地方政府医改督导工作的实践积累基础上，对于区域差异较大的全国范围内的医改督导，应当尝试进行国家级的评价指标体系和数据库建设，由国家卫健委牵头，寻找各地方医药卫生体制改革的最大公约数。

第二，通过建设省级医药卫生体制改革数据库，打通政府内部各部门的信息数据壁垒。省级数据库应当与国家级数据库互联互通，方便国家医改督导的数据自动抓取，提高督导工作的科学性；加快省级政府内部信息平台一体化建设，对主要由各地方省级政府开展的医改督导工作提供数据平台技术支持，尤其向地方改革一线部门人员提供全面的数据访问权利，提高督导数据的实际应用率。在医保工作作为医药卫生体制改革的核心"中枢"的情况下，尤其应打通卫健部门与医保部门的数据互通，形成完整的医改数据库。

（三）医改督导工作现场督导

目前，医改现场督导工作的重点基本聚焦于对定性与定量考评分数结果进行核查，"督"的成分过重而"导"的作用未能充分发挥。此外，现场督导本身需要直接耗费政府财政与人力资源成本，其经济性远不如由技术进步拉动的督导自动化，因此各地方政府对现场督导往往投入不足，导致实质上极其重要的现场督导无法实现工作目标。

对于上述问题，未来可以从以下两个方面进行改善。

第一，提高现场督导工作对医改实绩的促进作用，要求现场督导工作加入更多研判目标。所谓研判目标，即对医药卫生体制改革的相关研究与评判工作目标。现场督导不应停留在相关评价内容、结果信息的核实方面，应当高度重视其多方沟通协调的价值，充分发挥督导组的知识专业性与对政策理解的准确度优势，对一线改革现场存在的问题进行剖析研讨，降低评价排序工作的"僵硬感"，将对评价考核的关注转移到解决改革实际难点问题上来，回归医改本身的价值取向。

第二，因技术进步降低的成本，可以有计划地用于现场督导工作，以弥补资源投入的不足。尤其对技术水平相对落后的地区，在购买相关数据库建设与督导技术手段的基础上，应当加入技术进步的远期效用核算，扣除相关固定资产折旧与维护费用之外，与之前医改督导工作做成本比较，计算技术进步为督导工作降低的成本。以此为依据，将所节约的成本与现场督导工作的人员预算缺口做适度匹配，弥补现场工作的资源缺口。

第三节　医改督导的制度展望

组织管理中的控制工作存在完整的生命周期。从被控制的客体（改革目标）意义的确定开始，直到客体对于组织管理的使命意义结束，作为控制工作的督导便完成了其完整的周期。目前，深化医药卫生体制改革进入高质量发展新阶段，对改革举措的系统集成、落地见效提出了更高的要求，相应地，医改督导工作的重要性和使命价值也日益凸显。作为管理控制手段的医改督导工作，其生命周期远未结束，在认知当前阶段实际情况的基础上展望未来发展，对于改进督导的效果是非常有意义的。

进一步提高对医改督导工作的认识，除了研判督导实际工作中的经验、问题，更需把握我国"政府－市场"关系的定位以准确判断医药卫生体制改革的总体思路。而展望未来的医改督导工作，从现实改革实践的认识出发，务必从制度和技术两个视角展开讨论，展望未来医改督导制度的发展。

一、"政府－市场"关系是医改督导未来发展的"底色"

"政府－市场"关系规约了医药卫生体制改革，进而型塑了医改督导工作的未来。"政府－市场"关系在不同的国家制度体系下表现出不同的形式，体现了不同社会文化影响下的国家对于市场自由与政府规制之间"强""弱"关系的制度安排（见图7－1）。

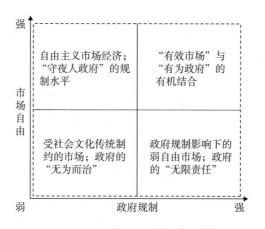

图 7 - 1 "政府 – 市场"的基本关系

中国对于构建新时代"政府 – 市场"关系，是向着"有效市场"与"有为政府"关系象限的改革过程。在这个改革认知与实践的基本"底色"之上，医药卫生体制改革的具体路径思路被严格约束，而对其的督导工作则相应得以型塑。

（一）"政府 – 市场"关系规约医药卫生体制改革

我国"政府 – 市场"关系的改革方向是"有效市场"与"有为政府"的动态适应性关系，强调政府与市场的良性互动。在这个基本改革逻辑下，理论上，医药卫生体制改革主要表现为"公共性"的医药卫生事业的"去市场化"，以及"非公共性""私人性"医药卫生事业保留市场的自由性质，强调竞争与效率。实践中，提高医药卫生事业的"公共性"是根本目标，分级诊疗制度、现代医院管理制度、全民医疗保障制度、药品供应保障制度等改革内容均凸显了"公共性"价值取向。可以说，医药卫生体制改革是党和政府在"公共性"使命之下，不断推进公共卫生的"去市场化"改革，改变改革开放前30年中国医药卫生领域过度市场化带来的相关问题。

不过，在医药卫生体制的实际改革中，由于"去市场化"的实践，面对医改"既要发展又要公益"的压力，医药卫生部门尤其是基层医疗卫生机构的发展较改革前受到了更多限制，夹在政府公共事业的"公共性"与发展效率的市场要求之间。也就是说，医药卫生体制改革的重要阻力之一便来自于去市场化导致发展效率受限的医疗卫生机构，其对于改革的理解陷入了"到底要公共性的政府负责，还是要市场效率"的困境之中。从改革实践暴露的问题来看，医药卫生领域形成"有为政府"与"有效市场"的有机结合是改革的初衷，未来在深化医改过程中还应不忘初心。对此，未来的医改及其督导工作应予以高度重视。

（二）"政府－市场"关系型塑医改督导工作

基于中国"政府－市场"关系的根本定位，以及作为全面深化改革重要一环的医药卫生体制改革的根本取向，对医药卫生体制改革的督导工作要有一个准确的认知。其督导重点对象是"公共性"的医药卫生事业，目标是使其改革更突显"公共性"，降低其"私人性"，通过"去市场化"的改革强化政府在相关医药卫生事业发展中的责任。所以，督导的重点即在于医药卫生体制改革是否在实践中充分实现了公共性的价值取向，是否有益于医药卫生事业向着更加公平普惠的方向开展，并且保持公共性与可持续性的相互协调。以此为基本判断，可预知未来医改督导工作发展改善有以下三个趋势。

第一，为保持改革的公共性取向，医改督导工作将更强调社会对改革的感知与评价。提高改革公众获得感，是党和国家治国理政的重要取向，对医药卫生体制改革的督导，采取更直接的公共性控制，必须有社会公众的广泛参与监督，让公众对医改"有感"。在医改督导工作中，社会公众包括医务人员如何直接参与医改督导，是未来医改督导运行机制、主客观标准体系设定、方法技术等需要进一步完善的重要方面。

第二，为了保持医药卫生事业中非公共性部分的可持续性，督导需进一步对公共性医药卫生事业的边界进行划分。基于地域经济社会发展程度的差异性，这种边界的清晰划分也将呈现差异性，以确保可持续性发展。从目前实际情况来看，公共性属性较强的事务作为改革的重点，应进一步强化公益性导向；一些市场化属性较强的工作应充分发挥市场对资源配置的作用。未来医改督导工作在开展过程中，也应增加这些改革根本逻辑、方向的探讨，增加督导工作的调查研究属性。

第三，为了实现改革的稳定性与持续性，医改督导工作应提升作为博弈场域的价值意义。任何改革都是各方博弈的过程，对于改革的督导亦是一种博弈场域。为了在各博弈方利益最大公约数的基础上寻求动态均衡的改革变迁，医药卫生体制改革需要更加丰富的博弈场域，以充分实现各利益方的沟通协调，客观上提升博弈谈判效率，并避免由于信息沟通不畅所造成的非效率性冲突。

二、在制度学习与技术扩散中形成国家统筹医改督导的基础

从目前来看，各地医药卫生体制改革基础和现实条件差异较大。在医疗、医保等重要改革领域的督导中，地方探索试错"窗口期"依然开放，对于各地改革的督导工作须主要由各地方党委和政府负责开展，国家的医改基本指标作为改革的最大公约数，用以控制改革的基本方向。在各地方医改督导的探索过程中，体现出职能架构、机制制度、资源配置、方法技术等方面的地域差异。为实现督导工作的目标，这些差异既是各地政府相关部门履行职责的基本限制，也是创新模式的基础。

目前，省级党委和政府对医药卫生体制改革的督导，从根本上可以分为技术路径与制度路径两个模式。

技术路径，即依靠地方先进的技术优势，在不调整部门职能权责的基础上，大规模降低相关部门之间的制度性交易成本，以技术实现督导工作

目标。浙江省的医改督导实践最为典型。制度路径，即在技术层面存在短板的地方，依靠相关制度方面的创新，依据医改督导职能对相关职能部门、机构、专业性人员进行重组，以提高相关职能部门的改革绩效。河北省的医改督导实践最为典型。技术路径与制度路径的改革探索，在实践中将出现"收敛"的现象，即随着制度经验的相互学习以及技术的跨区域扩散，医药卫生体制改革将呈现各地方之间趋同的态势。这种基本态势的判断，是未来医改督导工作的基础。

（一）制度学习的基本路径

制度变迁是沿着"简化"的愿望与"复杂化"的实际演进的。搭建简化而有效的制度体系是理论上的最优结果，避免实际上的制度复杂化则是推进制度变迁、保持制度有效性和减缓制度衰败的现实目标。所以，在医改督导工作逐步制度化的过程中，各地经过探索试错制定的现行制度，将根据其对本地制度环境和医改工作的适应性、简化程度相互竞争，通过各自比较与上级党委和政府的吸收推广，最终形成制度学习与扩散。

在制度相互比较竞争并形成制度学习扩散的势差过程中，另一个重要标准是制度执行中的规范性。制度设计是实现制度优势的一个方面，制度执行则是另一个方面。在未来各地医改督导工作中，对于制度不同程度的尊重与践行，对充分发挥制度设计的治理潜力将起到决定性作用。因此，各地通过制定适合本地制度环境、行政环境的医改督导制度，并且在实践中呈现对制度不同程度的尊重与践行，最终实现制度差异，通过比较和上级党委和政府的激励，促进制度的学习，最终将实现医改督导制度的跨区域趋同，为国家统筹整合医改督导制度打好基础。

（二）技术扩散的可见未来

技术进步是提高医改督导工作自动化、有效性的直接动力，是各地推进相关工作发展的首选——如果技术进步可以解决问题，就避免改变现行制度规范。由于各地经济社会发展水平存在巨大差异，技术研发与方法应用也存在差距。从目前来看，一线城市及浙江省、广东省等发达地区，依托成熟发达的数字政府技术手段、先进的科学研究能力，形成了相对其他地区的技术优势。这种技术优势存在"马太效应"，因此，推动技术扩散将是中央政府的重要职责。技术落后地区，无论通过购买发达地区的成熟技术，还是吸引人才并研发自己的技术，均需要中央政府财政予以大力支持。通过现有财政转移支付与专项财政的制度手段，对落后地区进行必要的支援，以促进技术扩散，是未来医改督导工作实现趋同的重要方式。

各地医药卫生体制改革将长期不断深化，具体改革举措的差异性将进一步扩大，但医改督导工作将在中央和国家的宏观要求下，通过制度学习与技术扩散拉近距离，形成未来国家统筹工作的基础。在这种"收敛"的趋势下，国家的责任在于跨区域调配公共资源，并进一步刺激落后地区的发展；地方的责任则在于进一步探索试错，利用改革"窗口期"尚未关闭的时机，充分发挥地方能动性，深入推进本地区医改工作取得实效。